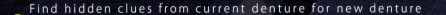
Find hidden clues from current denture for new denture

現義歯から読み解く
新義歯への手がかり

～義歯診断トレーニング～

松田謙一 著

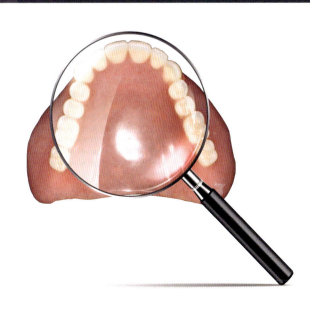

医歯薬出版株式会社
https://www.ishiyaku.co.jp/

This book was originally published in Japanese
under the title of:

GENGISHI KARA YOMITOKU SHINGISHI HENO TEGAKARI
Find hidden clues from current denture for new denture

Editor:
KENICHI, Matsuda

© 2019 1st ed.

ISHIYAKU PUBLISHERS, INC.
7-10, Honkomagome 1 chome, Bunkyo-ku,
Tokyo 113-8612, Japan

序

〜現義歯から得られる情報の重要性〜

　多くの歯科治療において，患者が何らかの主訴をもって来院した際，歯科医師は問診を行った後，該当歯の検査を十分に行い，治療方針を決定することが一般的である．しかしながら，全部床義歯患者が同様に何らかの主訴をもって来院した際はどうだろうか．ともすれば，「現義歯をいくら見ても，その患者のもっている条件で最大限良い義歯を作ればいいのだから…」とか，「現義歯の問題点を挙げることは前医への批判となるから行うべきではない」等と考えている読者もいるかもしれない．その結果，現義歯の検査はそこそこに，「この義歯は古いから（あるいは不十分だから）新しいのを作りましょう」と言って，現義歯の状態を詳細に検査することなく，「さあ，早速 1 回目の型取りをしましょう」と，初診時にいきなり概形印象を採得することはないだろうか．

　たしかに，現義歯がどうであれ，新義歯を製作する臨床ステップにはあまり影響はないかもしれないが，現義歯の状態を検査・把握することは，本来は欠かせないステップであると筆者は考えている．そう考える理由は二つある．

　一つは，現義歯の状態を検査し，主訴が生じている原因を理解し，新義歯を製作する際の手がかりにするためである．言い換えれば，なぜ現義歯がうまくいかないのか，どうしてそのような主訴が生じたのかを理解しなければ，闇雲に新義歯を作っても前医と同じ轍を踏む可能性も十分あるだろう．

　二つ目の理由は，現義歯の状態および問題点を把握し，患者のもつ顎堤条件や顎間関係など治療の難易度に関わる要因と，自分自身の力量等を勘案することで，主訴の改善程度と機能回復の程度を治療前にあらかじめ予測することができると考えるからである．そして，その予測結果を患者に伝え，共有してから治療を開始することは，結果的に患者満足度の向上につながるだろう．

　つまり，現義歯の情報を詳細に収集するステップは，一見遠回りに見えて，その実，新義歯成功への近道であると言える．

　ただ残念ながら，現義歯の状態を検査・診断する内容については，現在の教育現場では十分に語られていないのではないかと筆者は感じている．たしかに，日本補綴歯科学会監修のチェックリスト等は存在するものの，収集した問題の原因として何が考えられるのか，その情報をどう活かすのかまでは，十分に観察されていない．そこで本書では，患者が持参した，何らかの問題を抱えた（もしくは生じた）現義歯を提示し，そこから得られる情報を整理し，考察してみたい．

　本書が読者諸兄の現義歯を"診る目"を養うための一助となれば幸いである．

2019 年 6 月吉日
松田謙一

Find hidden clues from current denture for new denture

現義歯から読み解く新義歯への手がかり

～義歯診断トレーニング～

Contents

序 3

CHAPTER 1	現義歯から患者の主訴を予測せよ！	8
CHAPTER 2	長期にわたり使用された症例	14
CHAPTER 3	著しい咬耗による咬合接触の喪失を認める症例	20
CHAPTER 4	義歯完成後に多くの修正が行われている症例	26
CHAPTER 5	患者家族から再製作の依頼を受けた症例	32
CHAPTER 6	人工歯排列位置から顎偏位が疑われる症例	40
CHAPTER 7	義歯の修理を繰り返している症例	48

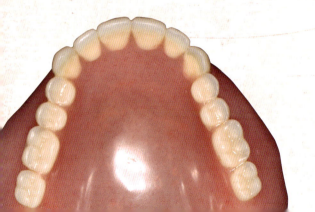

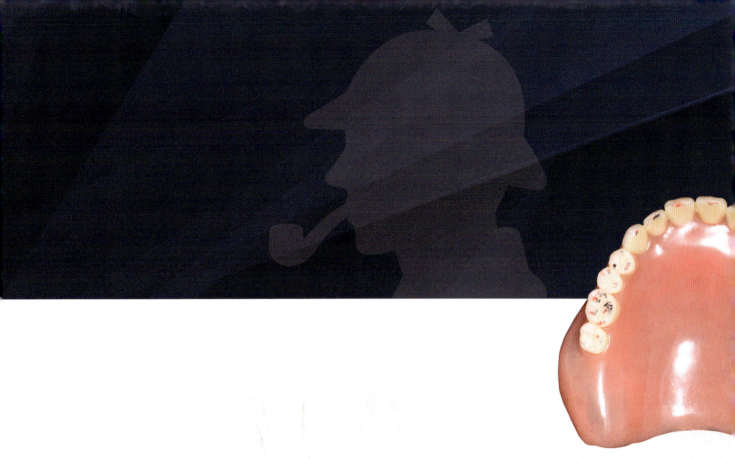

CHAPTER 8	下顎義歯の難易度が高い症例	54
CHAPTER 9	顎位の設定を大きく誤っていた症例	60
CHAPTER 10	舌に何らかの障害があると推察される症例	66
CHAPTER 11	上下顎のサイズに差が認められる症例	72
CHAPTER 12	現義歯と旧義歯の二つを使用している症例	78
EXTRA 1	現義歯の撮影について〜撮影すべき写真と撮影のポイント〜	88
EXTRA 2	現義歯の何を見ているのか〜見るべきポイント〜	90
EXTRA 3	新義歯へのヒントをラボサイドと共有するために〜現義歯を印象採得しておくことの意義〜	92

結 95

Designed by Yasunori SAIO (a-pex design)

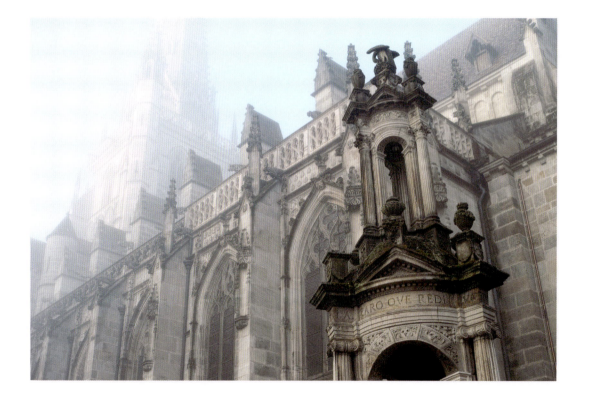

Saint Lazare Church, Autun (France)

LET'S ANALYSE!

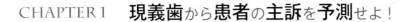

CHAPTER 1	現義歯から患者の主訴を予測せよ！
CHAPTER 2	長期にわたり使用された症例
CHAPTER 3	著しい咬耗による咬合接触の喪失を認める症例
CHAPTER 4	義歯完成後に多くの修正が行われている症例
CHAPTER 5	患者家族から再製作の依頼を受けた症例
CHAPTER 6	人工歯排列位置から顎偏位が疑われる症例
CHAPTER 7	義歯の修理を繰り返している症例
CHAPTER 8	下顎義歯の難易度が高い症例
CHAPTER 9	顎位の設定を大きく誤っていた症例
CHAPTER 10	舌に何らかの障害があると推察される症例
CHAPTER 11	上下顎のサイズに差が認められる症例
CHAPTER 12	現義歯と旧義歯の二つを使用している症例
EXTRA 1	現義歯の撮影について〜撮影すべき写真と撮影のポイント〜
EXTRA 2	現義歯の何を見ているのか〜見るべきポイント〜
EXTRA 3	新義歯へのヒントをラボサイドと共有するために 〜現義歯を印象採得しておくことの意義〜

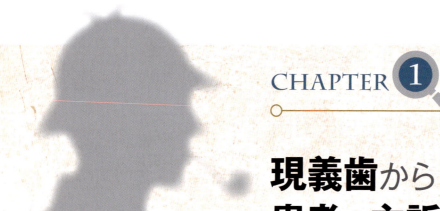

CHAPTER 1
現義歯から患者の主訴を予測せよ！

症例概要

患　者：70代の男性．
主　訴：？？？？？．
現病歴：半年ほど前に前医で義歯を製作したが（図1〜6）食事中にたびたび"主訴"を感じ，いくら調整しても改善しないため当院に転院．

＊本症例では主訴を予測していただきたいため，主訴が隠されています

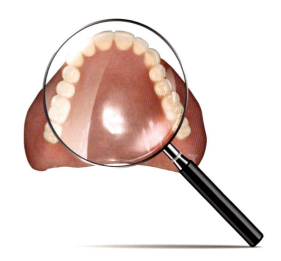

Memo

Check Details

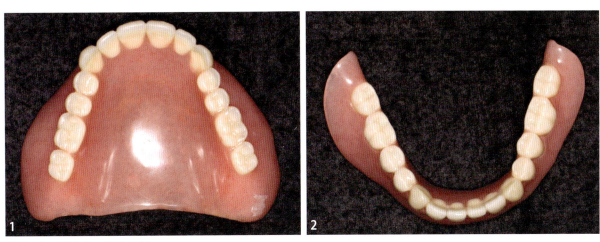

図1, 2　現義歯，咬合面観

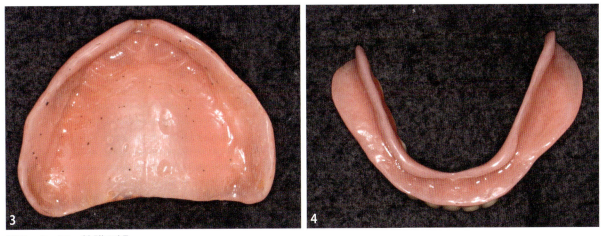

図3, 4　同，粘膜面観

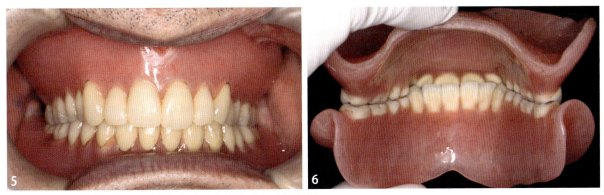

図5, 6　同，装着時の正面観および咬合状態での舌側面観

CHAPTER 1

現義歯分析：読み解ける"キー"

　まず，本症例では現義歯を見て，"主訴を予測"するトレーニングを行いたい．臨床経験の豊富な読者の中には，すぐに患者の主訴を理解した方もおられるのではないだろうか．
　まず上顎義歯を見ると，臼歯部人工歯の外側の義歯床がかなり幅広く見える．3|3の前歯部のアーチとの連続性を考えると，小臼歯部のラインは内側へ入っている．言い換えると，臼歯部人工歯がかなり内側に位置していることがわかる（図7の①）．続いて下顎義歯では，人工歯の排列位置の舌側限界としてよく紹介されるパウンドライン（犬歯近心隅角とレトロモラーパッド内側縁）よりもさらに内側に人工歯が排列されているように見える（図8の②）．そして，第一，第二大臼歯部の舌側面をよく見ると，人工歯の形態がフラットになっており，同部の舌側面を歯科医師が何らかの目的のために切削したものと推察される（図8の③）．
　続いて粘膜面を見てみる．上顎義歯には小さな気泡が多く存在し，黒色の汚れが多く見られる．また床の色調の違いから，常温重合レジン材料による直接リラインが行われていると考えられる（図9の④）．下顎義歯では，床面積が小さく，特に右側や前歯部では非常に幅が狭くなっている（図10の⑤）．さらに，舌小帯やアーチから考えられる解剖学的正中と下顎前歯部正中が若干ずれていることもわかる（図10の⑥）．
　正面観は口角鉤をつけている状態であるが，頰粘膜や義歯床縁の位置から考えると，バッカルコリドー（頰側回廊：微笑時に口角と臼歯の間にできる空間．大きすぎると同部が暗く影となり，審美的に良くないとされる）が大きいのではないかと推察される（図11の⑦）．舌側面から見ると，特に右側の臼歯部ではオーバージェットが非常に少なく，左側の小臼歯と第二大臼歯では舌側咬頭の咬合が失われているように見える（図12の⑧，⑨）．

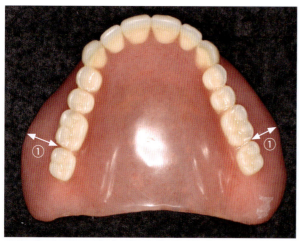
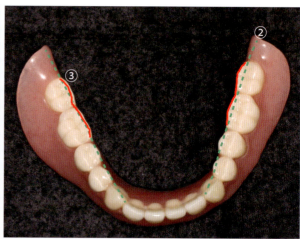

① 上顎臼歯の排列位置が内側に寄っている
② 下顎人工歯の排列位置がパウンドラインよりも内側にある（破線）
③ 下顎大臼歯舌側が切削されている（赤線）

図7, 8　現義歯の咬合面から得られる情報

Let's Analyse

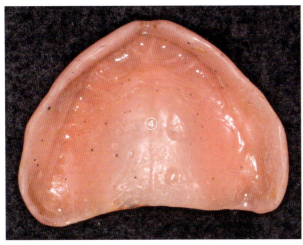
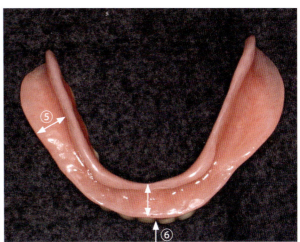

④ リラインが行われている
⑤ 義歯床の幅が狭い
⑥ 舌小帯の位置と人工歯の正中にずれがある

図 9, 10 同，粘膜面から得られる情報

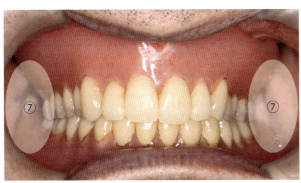

⑦ バッカルコリドーが大きい

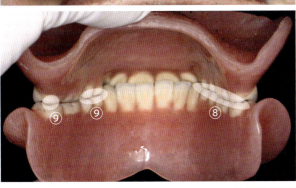

⑧ 臼歯部オーバージェットが少ない
⑨ 上顎舌側咬頭が咬合していない

図 11, 12 同，正面観および咬合状態での舌側面観から得られる情報

現義歯の解釈：患者の主訴は？

　以上，さまざまな客観的な情報が得られたが，そろそろ患者の主訴は見えてきただろうか？　おそらく多くの読者諸兄はお気づきになったと思うが……そう，今回の患者の主訴は「咬舌」である（図13）．

　改めて集めた情報を解釈すると，まずパウンドラインや上顎の人工歯の排列位置，バッカルコリドーの大きさから考えると，臼歯部人工歯を舌側に寄せすぎた位置に排列していることは明らかである．また，人工歯を舌側に寄せすぎた結果，舌房が狭いと患者が訴えたのではないだろうか．そして，その訴えに対応するために，大臼歯部の舌側を切削した結果，咬舌がさらに生じやすくなった可能性が考えられる．その後，咬舌の好発部位であったと考えられる左側小臼歯の舌側咬頭を切削したのかもしれない．

　そのほかにも，義歯製作から半年しか経過していないにもかかわらず，上顎のリラインを行っているのは不可解である．あくまでも推測であるが，リライン材に多く気泡が混入していることなどから，術者の手技のレベルは高いとは言えないだろう．つまり，印象採得のミスなどから義歯装着時に十分な維持が得られず，即日で直接リラインを行った可能性もあるのではないだろうか．

本症例における患者の主訴は……

「咬舌」

である

図13　本症例における患者の主訴

 ### 新義歯のプランニング

　では，これらの情報を生かして，新義歯の製作を行うにあたってはどのような点に注意すべきだろうか．

　新義歯ではまず舌房を考え，より生理学的な要件を重視して人工歯の排列位置を決定すべきだろう．現義歯よりも外側に排列しつつ，適切なオーバージェットを付与する必要があると考えられる．また，下顎義歯の床縁が短いことから考えると，義歯の支持域は若干不足しやすい可能性がある．そのため，丁寧な印象操作によって支持域の確保に努める必要があるだろう．現義歯はレトロモラーパッドを被覆できていないと思われるが，維持力の向上のためにはこれを被覆するほうが有利だと考えられる．

Memo

CHAPTER 2

長期にわたり使用された症例

症例概要

患　者：80代の男性．
主　訴：最近になって食事中に上顎の義歯が外れやすくなった．
現病歴：現義歯は10年ほど前に製作され，半年ほど前までは大きな問題もなく使用できていた（図1〜4）．

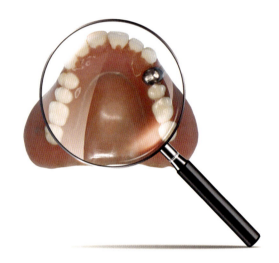

Memo

Check Details

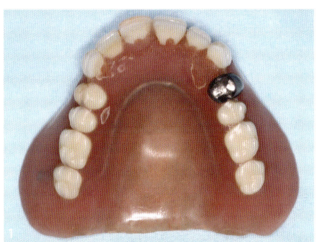
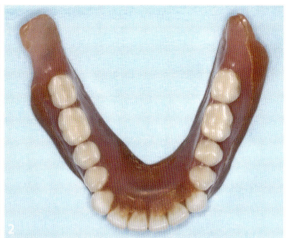

図1, 2 現義歯，上下顎咬合面観

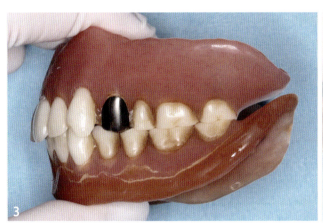
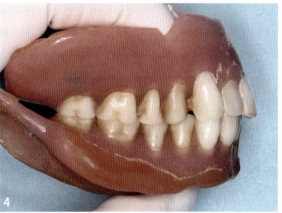

図3, 4 同，左右側方面観

現義歯分析：読み解ける"キー"

　今回は写真の枚数が4枚と少ないが，それでもそこから読み解ける情報は非常に多い症例でもある（図5, 6）．では，現義歯から得られる情報について，一つずつ解説していきたい．

　まず，上顎義歯の前歯部人工歯を見ると，左右両側中切歯，左側側切歯，右側犬歯における舌側面の凹型の切削と床用材料の黄変が認められ，おそらく人工歯脱落の修理を行ったのではないかと推測される（図5の①）．

　続いて目につくのは上顎左側第一小臼歯部の金属冠であろう．なぜ，わざわざ金属冠が装着されているのだろうか（図5の②）．さらに，よく見ないと気づかないが，上顎右側第一小臼歯は二重排列になっている（図5の③）．

　下顎の右側レトロモラーパッド部は被覆されているようであるが，リライン材によって形態が不良となっている（図5の④）．

　次に人工歯の排列位置に目を向ける．下顎臼歯とレトロモラーパッドの位置関係を見ると，かなり舌側に寄せて排列されており，それに伴って上顎臼歯もおそらく元あった天然歯の位置よりも随分と舌側に位置しているように見える（図5の⑤，⑥）．また，下顎前歯と小臼歯部に不連続性が認められ，前歯が唇側へ張り出しているように見える（図5の⑦）．

　義歯を咬合させた状態の写真を見てみると，下顎義歯の後縁が上顎に比べて後方にあるのがわかる．特に右側においては顕著である（図6の⑧）．咬合面観の写真でも十分にわかるが，臼歯部の人工歯がかなり咬耗しており，上下顎とも頬側咬頭が完全に平坦になっている（図6の⑨）．

　下顎義歯は元々の床縁を大きく越えてリラインが行われており，材料の劣化や辺縁部の剥離が見受けられる（図6の⑩）．上下顎臼歯部頬側には茶褐色の着色が多く認められる（図6の⑪）．

現義歯の解釈：得られる"新義歯への手がかり"

　今回はわずか4枚の写真，しかも粘膜面の写真はないが，思ったより多くの情報が得られたのではないだろうか．

　では，以上の情報について解釈を試みたい（図7）．

1. 前歯部の過度の咬合接触による上顎義歯の安定性の低下

　まず，本症例の患者の主訴の原因を考えてみよう．患者は食事中の上顎義歯の脱落が気になり来院しているが，これは義歯の適合不良のほかに，前歯部の過度の咬合接触が原因で起こっている可能性が高い．

Let's Analyse

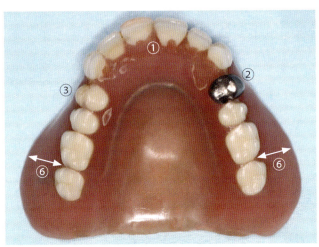 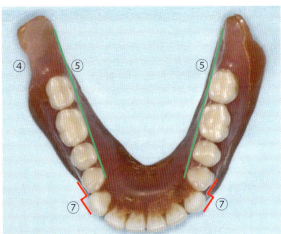

① 上顎前歯部人工歯の修理の痕跡
② 金属冠の装着
③ 小臼歯部の二重排列
④ レトロモラーパッド部の義歯辺縁形態の不良
⑤ 臼歯部人工歯の排列位置が舌側寄りに位置している
⑥ 義歯床縁と人工歯との位置関係
⑦ 前歯・臼歯部アーチの不連続

図5 現義歯，上下顎咬合面観からわかる情報

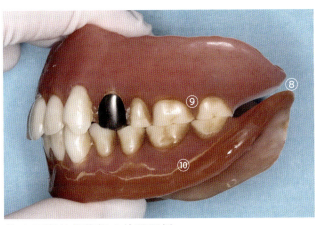 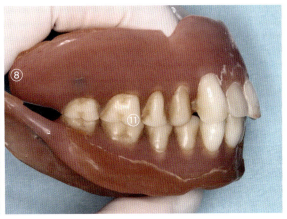

⑧ 上下顎義歯後縁の位置関係
⑨ 臼歯部人工歯の咬耗
⑩ 下顎義歯のリラインの跡
⑪ 人工歯周囲の着色

図6 同，左右側方面観からわかる情報

その所見として，まず義歯の使用期間が長期にわたっており，人工歯に著しい咬耗が生じている（図6の⑨）．その結果，前歯が過度に接触することで義歯の転覆，脱落が誘発されやすくなり，さらに上顎前歯部人工歯の脱離が頻発したと予測される（図5の①）．

2. 患者の審美的要求が高い可能性

続いて，最も目につくであろう，上顎左側第一小臼歯の金属冠（図5の②）であるが，通常，保険義歯ではオリジナルの鋳造冠を人工歯として用いることはまず考えられない．そのことから，おそらく，義歯になる以前のイメージを残すために，残存歯に装着されていた金属冠を患者自身が持ち込んで活用するよう，患者が歯科医師に頼んだのではないだろうか．

また，下顎において前歯と臼歯の排列アーチが異なっている理由は何だろうか（図5の⑦）．これはおそらく，患者が前歯の排列の審美性にこだわった結果，上下顎とも若干前方に位置することになったためだと考えられる．そして，上顎ではアーチの段差を埋めるように，右側第一小臼歯部に二重排列まで施されている（図5の③）．

以上の点より，おそらく患者は審美的要求が比較的高いことが推察される．

3. Ⅱ級傾向の顎間関係

あくまでも推測であるが，著しい咬耗により相対的な下顎の前方移動があるにもかかわらず，下顎義歯後縁と上顎義歯後縁の位置関係を見ると，下顎義歯が後方に位置している（特に右側）．

また，前述したように下顎前歯が通常より前方に排列されていることや，上顎臼歯がかなり内側に排列されていることから考えても，おそらくⅡ級傾向の顎間関係が疑われる．

4. 前医のスキルは低くない

レトロモラーパッドを意識して被覆されているなど，義歯の全体的な形態は悪くない．物理的安定を重視したであろう人工歯排列，患者の審美的要求に対する二重排列などの配慮を考えると，義歯について比較的精通した歯科医師や歯科技工士が製作したものと考えられる．

5. 転院あるいは担当医交代の可能性

前述のように，義歯を製作した歯科医師のスキルは高いと考えられるが，そう思って下顎義歯のリラインの状態を見ると，材料のマージン部の処理は甘く，レトロモラーパッド部の厚みやバリの残存などもあり，お世辞にも美しいとは言えない．おそらく，本来の担当医とは別の歯科医師が直接リラインを行った可能性も考えられるのではないだろうか．

6. 患者の巧緻性（器用さ）の低下

臼歯部人工歯の茶褐色の着色に注目すると，清掃不良による汚れの残存による着色が原

本症例における現義歯の解釈は……

① 前歯部の過度の咬合接触による上顎義歯の安定性の低下
② 患者の審美的要求が高い可能性
③ Ⅱ級傾向の顎間関係
④ 前医のスキルは低くない
⑤ 転院あるいは担当医交代の可能性
⑥ 患者の巧緻性（器用さ）の低下

である

図7　本症例の現義歯から得られる，新義歯への手がかり

因だと考えられる．ただし，程度はそこまで著しいものでなく，もし仮に義歯製作後から長期間にわたり十分な清掃が行えていなかったとすると，この程度の汚れでは済まないものと考えられる．そのため，考えられるのはここ数カ月の間に，義歯の清掃が徐々に，十分に行えなくなってきているということである．

　つまり，高齢化に伴い患者の筋力の低下や器用さの低下（巧緻性の低下）などが生じている可能性も考えられる．

新義歯のプランニング

　では，これらの情報から新義歯製作時に注意すべき点を考えてみたい．

　まず，臼歯の咬耗が著しいことから，新義歯に付与する咬合高径は現義歯より若干挙上しても良いかもしれない（もちろん，さまざまな方法で診断を行って検討すべき事項である）．

　審美性に関しては前述したように注意が必要である．前歯の排列位置について患者と十分なディスカッションを行わずに決定すると，後々のトラブルにつながってしまうかもしれない．上顎左側第一小臼歯の金属冠の再利用を含め，事前に患者と話し合うほうが良いと思われる．

　顎間関係についてはⅡ級傾向が認められることから，臼歯の排列位置も比較的繊細に決定する必要があると考えられる．

　ただ，本症例では現義歯が10年という長期間にわたって，患者の口腔内で十分に機能していたことを忘れるべきではない．つまり，新義歯を製作する際には，前医が苦労して決定した人工歯の排列位置についてはなるべく変えずに製作するほうが良いと考えられる．

　また，高齢化に伴い巧緻性が低下している可能性を考慮し，義歯の清掃指導を改めて行うことや，定期的なメインテナンスを実施することを勧めるべきかもしれない．

CHAPTER 3
著しい咬耗による咬合接触の喪失を認める症例

症例概要

患　者：70代の男性．

主　訴：「最近，奥歯で噛めなくなってきた．また少しずつ上顎の義歯が外れやすくなった」として近医から紹介来院された（図1～7）．

現病歴：現在使っている義歯はいつ製作したか覚えていないが，少なくとも5年ほどは使っている．作った当初から下顎の義歯が外れやすかったが，何とか使っていた．ところが，最近徐々に噛めなくなってきたと感じ，さらに上顎も外れやすくなってきたと訴えている．

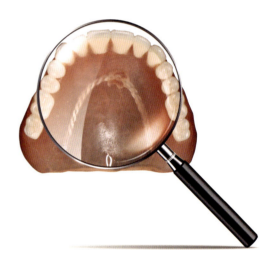

Memo

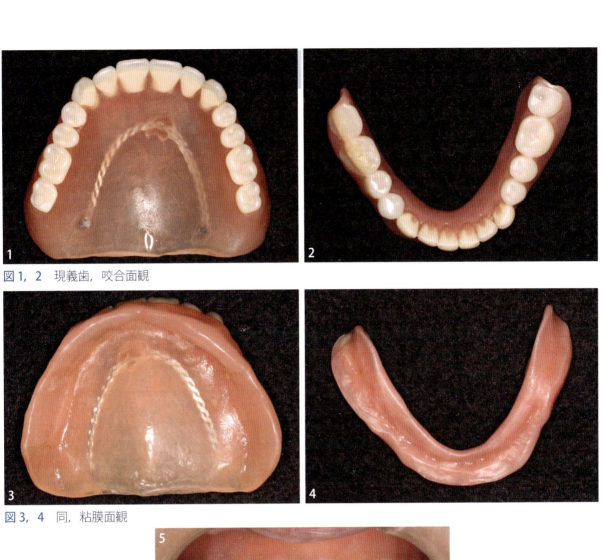

図1, 2 現義歯, 咬合面観

図3, 4 同, 粘膜面観

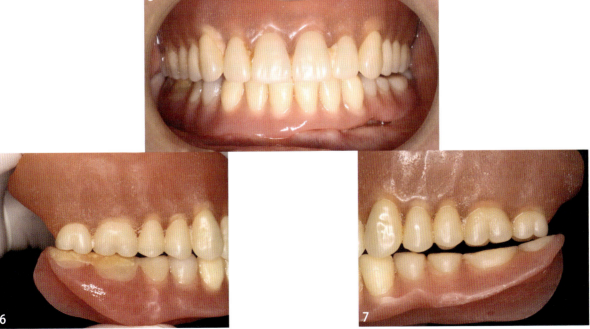

図5〜7 同, 口腔内での咬合状態および左右側方面観

CHAPTER 3

 ## 現義歯分析：読み解ける"キー"

　まずは現義歯の咬合面と粘膜面の写真から得られる情報について，一つずつ解説していきたい．上下顎義歯の人工歯を見ると，上顎前歯部は透明感のあるエナメル層と，基部となるアクリル層がはっきりと分かれているのに対し，下顎は単色のように見えることから，おそらく異なる人工歯が使われている（図8の①）．また同様に臼歯部も色調，形態の違いから，異なる種類の人工歯が用いられている（図8の②）．下顎右側第一・第二大臼歯は頬側が大きく切削され，咬合面には即時重合レジンが築盛されている（図8の③）．下顎第一・第二小臼歯の咬合面はストロボ光が強く反射しており，光沢のある滑沢なファセットが生じていることがわかる（図8の④）．

　下顎の義歯床縁は全体に短く，レトロモラーパッドが被覆されておらず（図8の⑤），人工歯が後縁直前まで排列されている（図8の⑥）．さらに，下顎のアーチの形態と正中線を見比べると，下顎前歯正中が左側に寄っているように見える（図8の⑦）．

　粘膜面に目を向けると，上下顎の義歯床の色調が異なっていることに気がつく（図9の⑧）．下顎の前歯部の舌側床縁のすぐ前方にある凹みは位置的に顎堤頂ではないと考えられる．そして同部以外は平坦になっているため，顎堤頂の位置が把握できない（図9の⑨）．左側に比べて特に右側で床縁が短く（図9の⑩），両側ともレトロモラーパッドの前縁にかかるところまでしか伸ばされていない（図9の⑪）．

　続いて，咬合している状態の正面観（今回は口腔内での状態）と側方面観を見ていこう．まず口腔内で目につくのは，下顎義歯が浮いている，つまり明らかな適合不良が生じていることだ（図10の⑫）．続いて前歯部を見ると，顎堤頂の高まりが見えることから，床縁

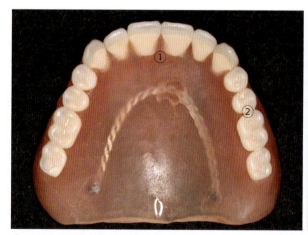
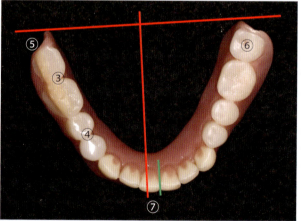

① 上下顎前歯の人工歯の違い
② 上下顎臼歯の人工歯の違い
③ 大臼歯部頬側の切削と即時重合レジンの築盛
④ 小臼歯部の光沢のあるファセット
⑤ レトロモラーパッドを被覆していない床縁
⑥ 床縁直前までの臼歯部排列
⑦ 下顎人工歯正中が下顎のアーチと比べて若干左側に寄っている

図8　現義歯の咬合面観から得られる情報

がちょうど顎堤頂部付近に設定されていると言える（図10の⑬）．また，正面観でも側方面観でも目につくが，臼歯部が全く咬合しない程度まで咬耗している（図10の⑭，⑯，⑰）．その他にもよく見ると，上下顎の正中が若干ずれていることがわかる（図10の⑮）．

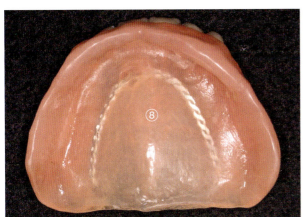
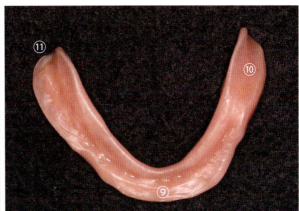

⑧ 上下顎義歯床の色調の違い
⑨ 前歯部顎堤頂部が把握できない

⑩ 右側臼歯部床縁が短い
⑪ レトロモラーパッド前縁までの床縁

図9 同，粘膜面観から得られる情報

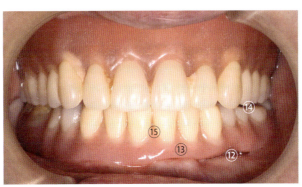

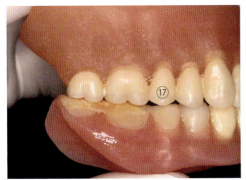
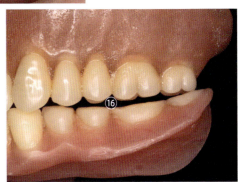

⑫ 下顎左側部の適合不良
⑬ 前歯部床縁が顎堤頂を被覆できていない
⑭ 左側臼歯部が咬合していない
⑮ 下顎正中のずれ

⑯ 下顎左側臼歯の咬耗が著しく，咬合接触が失われている
⑰ 第二小臼歯部の咬合接触が失われている

図10 同，咬合状態の正面，左右側方面観から得られる情報

現義歯の解釈：得られる"手がかり"

　今回は咬合面，粘膜面，咬合状態と比較的多くの資料が存在したため，読者諸兄もきっと多くの情報を得ることができたのではないだろうか．では，以上の情報を挙げた順番に沿って解釈してみたい．

1. 上下顎義歯を製作した医院，時期が異なる

　前歯，臼歯ともに上下顎で人工歯が異なっているが，わざわざ意図して変えるとは考え難いことから，義歯を製作した医院が異なる可能性が高い．そして，上下顎義歯床の色調の差から，おそらく既存の上顎義歯に対して，下顎義歯を後で製作したと考えられる．

2. 患者の口腔内への意識は高くない

　前述のように，下顎義歯を再製作している可能性が高いが，患者にはその記憶はなく，また製作時期も覚えていない．そのことから，口腔内や歯科治療への意識は低く，ひょっとすると認知機能に問題がある可能性も考えられる．

3. 適切なメインテナンスを受けていない

　下顎義歯の適合が視診で確認できるほど不良であること，臼歯部の咬合面が全く咬合していないほど咬耗していることなどから，定期的なメインテナンスや調整が行われていないと考えられる．また，そのために前歯部の接触が過度になり，上顎義歯が脱離しやすくなっていると推察される．

4. 義歯を使いこなす患者のスキルは高い

　下顎義歯の床縁が短く，製作当初から外れやすかったこと，そして適合不良や咬合接触の喪失が生じてからも，かなりの期間使用していたことを考えると，義歯を使いこなす患者のスキルはそれなりに高いのではないだろうか．

5. 咀嚼運動の変化により咬合が不安定になっている可能性

　人工歯が広い面積で光沢が出るほど咬耗している原因としては，上顎が硬質レジン歯，下顎がレジン歯であるという材料の差から生じている可能性とは別に，もう一つ理由が考えられる．それは，臼歯部の咬合接触が完全に失われるほどの咬耗によって，正常な咀嚼運動が営めず，接触部位を得るために大きなグラインディング様の咀嚼運動が行われているという可能性である．そして，そのような咀嚼運動が咬合の不安定につながっていると考えられる．

6. 咬合採得が難しい可能性

　下顎正中の複合的なずれ，すなわち人工歯のアーチがただでさえ左側に寄っているにも

本症例における現義歯の解釈は……

① 上下顎義歯を製作した医院，時期が異なる
② 患者の口腔内への意識は高くない
③ 適切なメインテナンスを受けていない
④ 義歯を使いこなす患者のスキルは高い
⑤ 咀嚼運動の変化により咬合が不安定になっている可能性
⑥ 咬合採得が難しい可能性
⑦ 軽度Ⅲ級の顎間関係

である

図11 本症例の現義歯から得られる，新義歯への手がかり

関わらず，咬合状態の写真ではさらに左側にずれていること，前述のように現在の咬合が不安定である可能性から，咬合採得時に顎位が定まらず，顎間関係の決定が困難であることも予想される．また，現義歯の製作時にも，前医が正しい咬合関係を付与することができないと考えたために，下顎にレジン歯を選択し，完成後に咬合採得のずれを修正するために，右側大臼歯の頬側面の切削や，咬合面へのレジン築盛が行われた可能性も少なからず考えられる．

7. 軽度Ⅲ級の顎間関係

下顎臼歯がレトロモラーパッド直前までかなり後方に排列されている点や，下顎前歯部は床縁が顎堤頂部までしか延長されておらず，その直上に前歯が排列されていること，上顎臼歯の排列位置や咬合時の義歯後縁の位置関係などから考えると，顎間関係はどちらかというと軽度のⅢ級であることが疑われる．

新義歯のプランニング

以上の分析結果から新義歯の製作時に注意すべき点を考察してみたい．

まず主訴に対しては，咬合接触が喪失しているという明らかな原因が存在することから，咬合接触を適切に回復すれば，大きく改善するのではないかと推測される．さらに患者の義歯を使いこなすスキルが高いと考えられるため，さほど難しい症例ではないと思われる．

ただし，咬合が不安定になっていることにより，咬合採得が難しい可能性，軽度のⅢ級の顎間関係が疑われることなどを考慮して，咬合採得時にゴシックアーチをあらかじめ計画し，少しでも正確な顎間関係記録を行っておく必要があると考えられる．さらに，前述のように口腔内に対する意識が低いことやメインテナンス来院に訪れていなかったと考えられることから，丁寧な患者指導が必要なことを覚えておかなければならない．

CHAPTER 4
義歯完成後に多くの修正が行われている症例

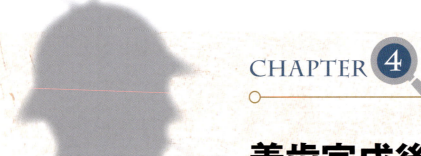

症例概要

患　者：80代の男性．
主　訴：うまく噛めなくなってきた，もっと良い義歯を作りたい．
現病歴：現在使っている義歯は5年以上使用しているが，製作後からさまざまな問題があり，いろいろと直してもらいながらなんとか使っていた．ところが，最近徐々に噛みにくくなったと感じたことをきっかけに，再製作について前医と相談したところ，専門的に義歯治療を行っている医院で義歯製作をしてもらうほうがよいとの紹介を受けて来院した（図1〜7）．

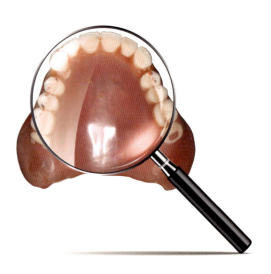

Memo

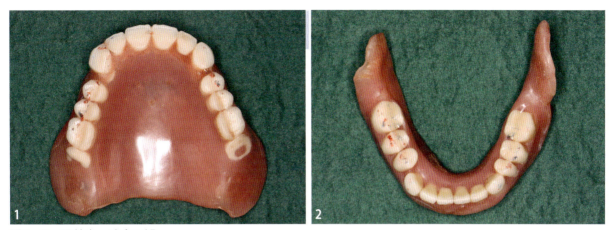

図 1，2　現義歯，咬合面観

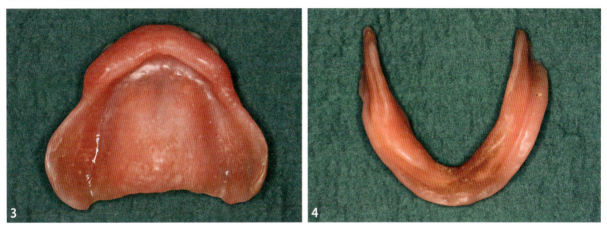

図 3，4　同，粘膜面観

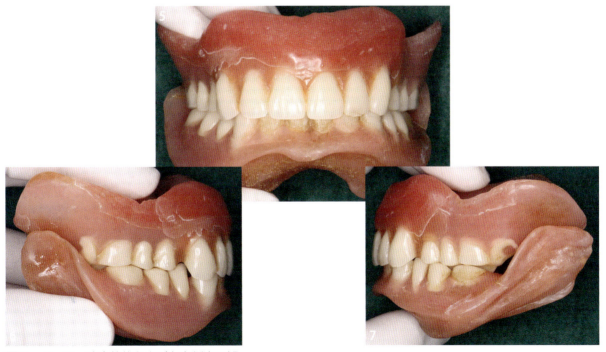

図 5〜7　同，咬合状態および左右側方面観

CHAPTER 4

 ### 現義歯分析：読み解ける"キー"

　まずは現義歯の咬合面と粘膜面の写真から得られる情報について，一つずつ解説していきたい．

　上顎前歯部から見てみよう．拡大した写真（図8）からわかるのは，上顎6前歯の歯頚部周囲の床が変色していることと（図8の①），上顎右側犬歯の歯頚部が切断されているように見えることから（図8の③），おそらく義歯完成後に前歯部を移動させるために修理を行ったと考えられる．また，下顎右側犬歯 - 第一小臼歯間にスペースがあり（図8の⑥），逆に下顎左側第一小臼歯遠心が切削されている（図8の⑦）ことから，おそらく人工歯排列時にはまず上顎の臼歯を排列し，それに合わせて下顎臼歯を調整したことがわかる．にもかかわらず，なぜか上顎の犬歯 - 第一小臼歯間の間隙が大きい（図8の④）ことからも，前歯部を前方へ移動させたことが窺える．

　続いて，粘膜面と咬合状態の写真（図9, 10）から，上顎前歯部床翼部にレジンが多く築盛されていることがわかる．こちらも義歯重合後に修理として行われていると考えられる（図9の⑨，図10の⑯）．図10の⑬，⑭より下顎顎堤の吸収が特に左側で著しいことがわかる．全体的に臼歯部の咬耗が進んでおり，臼歯部の咬合接触が弱くなり（図8の⑧，図10の⑪），高径が徐々に低下しているため，オーバーバイトも若干深くなっていると考えられる（図10の⑮）．

　なぜ上顎両側第二大臼歯が大きく切削されたか（図8の②）についても考えたい．床の色調の違いや築盛された界面あるいは厚み（図8の⑤，図10の⑫）などから，おそらくレトロモラーパッド部の床の延長は義歯完成後に行われたと推察され，リラインも施され

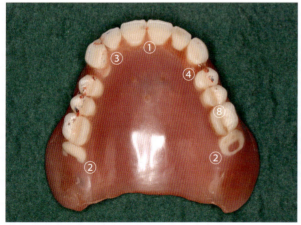
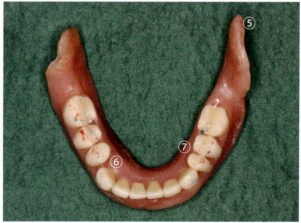

① 上顎6前歯歯頚部の変色
② 上顎左側第二大臼歯の切削
③ 上顎右側犬歯歯頚部連続性の喪失
④ tench の間隙（？）の存在

⑤ レトロモラーパッド部の床形態，厚み
⑥ 下顎右側犬歯 - 第一小臼歯間の空隙
⑦ 下顎左側第一小臼歯の切削
⑧ 臼歯部咬合面の咬耗

図8　現義歯の咬合面観から得られる情報

ている．延長後は同部が前方運動時に上顎第二大臼歯に接触しやすくなるため，調整時に歯科医師が切削した可能性が高い．また，下顎第二大臼歯が排列されていなかったため，上顎第二大臼歯は咬合に参加していなかったことから躊躇することなく大きく切削したとも思われる．

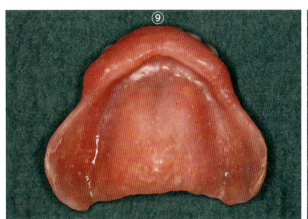

⑨ 上顎前部の色調の異なるレジンの添加　　⑩ 下顎顎堤部形態の左右非対称

図9 同，粘膜面観から得られる情報

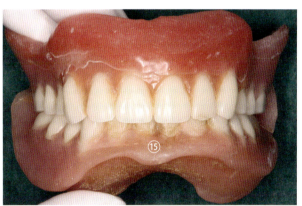

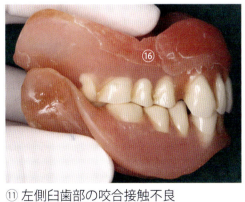
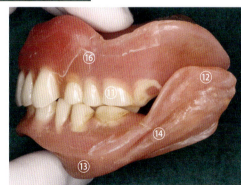

⑪ 左側臼歯部の咬合接触不良　　⑭ 顎堤の急な傾斜角度
⑫ イレギュラーな床形態　　　　⑮ 深いオーバーバイト
⑬ 左側粘膜面が大きく突出　　　⑯ レジン添加による修理

図10 同，咬合状態の正面，左右側方面観から得られる情報

現義歯の解釈：得られる"手がかり"

今回もかなり多くの情報が得られたが，続いてはそれらの情報を分析・解釈してみたい．

1. 患者の上顎前歯，リップサポートへのこだわりは強い

まず正面観ですぐに目につくように，上顎前歯床翼にレジンが築盛されている．さらに粘膜面観から，その築盛量がかなり多いことがわかる．そして，よく見ると前歯部が完成後に切断，移動されている．

これは，おそらく完成後に患者の訴えにより前歯を前方へ移動させたと推察され，さらにそれでは足りず，リップサポートを増やすために床翼部へレジンを盛り上げたと考えられることから，患者の前歯の位置やリップサポートへのこだわりは強いと考えられる．ただし，修理跡や変色の状態を併せて考慮すると，審美的な要求全体が高いわけではないとも推察される．

2. 製作した歯科医師と患者の関係は良好であった可能性

前述のように，前歯部の修理やリップサポートの調整に加えて，レトロモラーパッド部の厚みのある形態や変色の状態から，同部は完成後に延長された可能性が高い．つまり歯科医師は義歯完成後にもかなり義歯に手を加えており，試行錯誤の様子が伝わってくる．

ただでさえ，完成後の義歯調整は歯科医師にとって採算の合わない治療となることが多い．それにもかかわらず，ここまで手を加えているという背景や，患者も長い期間通院し義歯を調整してもらっていたことを考えると，少なくとも歯科医師と患者との関係が悪かったとは考えられないだろう．

3. 下顎顎堤の吸収はかなり亢進している

下顎前歯部の床形態を見てみると，口腔前庭部と顎堤頂相当部の高さの差が少ないように見えることから，下顎前歯部はかなり吸収が進んでいると考えられる．

さらに正面観を見ると，臼歯部の床がかなり下方に大きく突出していること，特に左側の最下点とレトロモラーパッドまでの距離を考えると，下顎の顎堤の吸収は相当なものであると推察される．

4. 現義歯の咬合高径は低い

上顎結節部とレトロモラーパッド部との距離がかなり近接していること，咬合平面がレトロモラーパッドよりもかなり下方に位置していること，正面観で見たときの下顎前歯部床縁と上顎床縁との距離関係，上下顎堤の平行性など多くの所見が，現義歯の咬合高径が低い可能性を示している．

なお，前述のように咬耗によって低下したという点も見過ごせないが，おそらく製作時の垂直的顎間関係の設定自体が低かったのではないだろうか？

本症例における現義歯の解釈は……

① 患者の上顎前歯，リップサポートへのこだわりは強い
② 製作した歯科医師と患者の関係は良好であった可能性
③ 下顎顎堤の吸収はかなり進行している
④ 現義歯の咬合高径は低い
⑤ 下顎義歯の維持・安定の獲得が困難

である

図11　本症例の現義歯から得られる，新義歯への手がかり

5. 下顎義歯の維持・安定の獲得が困難

延長された左側床後縁の形態を見ると，レトロモラーパッドの形態が把握できない．つまり，同部の形態が不整であると思われ，十分な辺縁の封鎖を得ることが難しいことが予測される．

また，前述のように特に左側において顎堤の吸収が著しく顎堤の傾斜角度が非常に急であるため，咬合力によって義歯が変位しやすく，結果として義歯の安定の獲得は困難であると考えられる．

新義歯のプランニング

以上の分析結果から，新義歯の製作にあたって注意すべきポイントについて考察したい（図11）．まず，前歯部の位置，リップサポートについてはあらかじめ注意が必要である．ひょっとすると現義歯の状態にまだ満足していない可能性も十分に考えられるため，注意して問診を行っておくほうが良いだろう．

主訴である咀嚼能力の低下については，咬耗で失われた咬合接触を回復することである程度は改善されると考えられるが，前述のように，著しい骨吸収やレトロモラーパッド部の形態などを考慮すると，難症例であることは否めない．そのため，劇的な改善を図ることが難しい可能性についても，説明しておくことが大切である．

ただし，本症例における咀嚼能率の低下は，咀嚼に関与する有効な咬合面面積が少ないことも一因だと考えられる．そのため新義歯では，小臼歯を一本減らして第二大臼歯まで排列することで，咀嚼可能な咬合面面積を増やす方法も検討すべきではないだろうか．また，現義歯は咬合高径が低下していると考えられるため，慎重に咬合高径を検討することも忘れてはいけない．

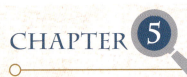

患者家族から再製作の依頼を受けた症例

症例概要

患　者：80代の男性．
主　訴：前歯の見た目が不自然であること，長期間義歯を製作していないことから患者の家族が再製作を希望し，紹介された．
現病歴：現義歯は10年以上前に製作し，使用していた．患者自身は義歯に関して特に不自由はないとのこと（図1〜6）．なお，現義歯は装着直後から一度も歯科医院で調整をしていない．

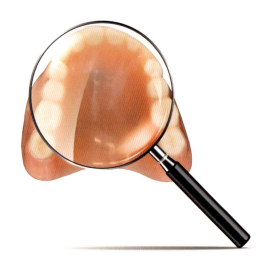

Memo

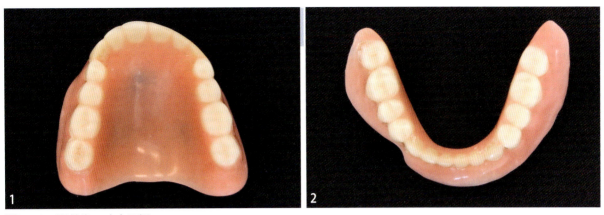

図 1, 2　現義歯, 咬合面観

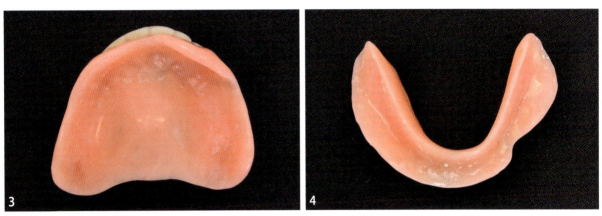

図 3, 4　同, 粘膜面観

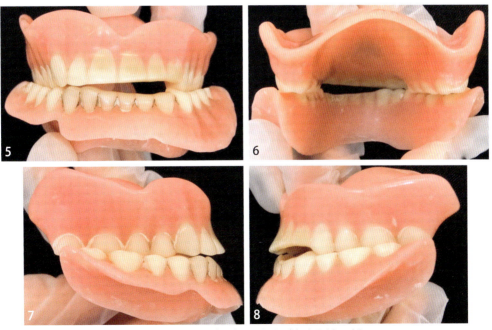

図 5〜8　同, 咬合状態の正面, 後方面観, および左右側方面観

現義歯分析：読み解ける"キー"

　読者諸兄は現義歯の写真（図1～7）からどのような情報を得ることができただろうか？ 以下，得られた情報を整理していきたい（図8～11）．

　上顎の前歯部（特に左側）と小臼歯部の唇側を見ると，切削あるいは摩耗したかのように形態が変化していることがわかる（図8の①，②）．また臼歯部は10年間という長期間の使用により全体的に咬耗が起きている（図8の③）．床縁はレトロモラーパッドを被覆していない（図8の④）．下顎義歯の人工歯は，下顎義歯床縁との関係から考えると，前歯部，臼歯部ともにどちらかというと舌側に寄せて排列されている（図8の⑤，⑥）．

　続いて粘膜面を見ると，やはり上顎前歯歯頸部に凹形態が認められる（図9の⑦）．顎堤の幅や高さから，上顎顎堤は比較的良好な状態であるように見える（図9の⑧）．下顎の床縁はレトロモラーパッド前縁までとなっている（図9の⑨）．右側の頬小帯が高位に付着しているためだろうか，下顎の義歯床形態が左右非対称となっている（図9の⑩）．

　義歯を咬合させて前方から見ると，上下顎とも床縁の位置（高さ）に左右差を認める（図10の⑪）が，後方から見てみると，顎堤や上顎結節の後端部の左右差（図10の⑮）は大きくない．なお，臼歯部の排列は反対咬合が採用されている（図10の⑬）．

　最後に咬合状態の側方面観を見てみよう．上下顎義歯の前歯部床縁と後縁を繋ぐラインが大きく傾いているように見え（図11の⑲），上顎に比して明らかに下顎が前方に位置している．また前方面観（図10）の⑫，⑭でも明らかだが，前歯部左側が大きく咬耗し，咬合していない．

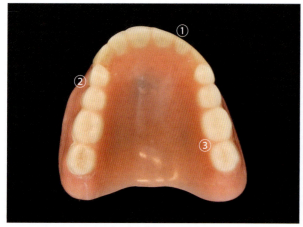 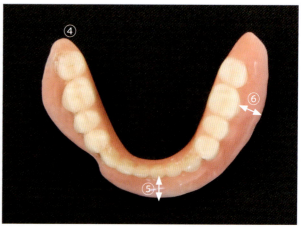

① 前歯（特に左側）唇側面の切削もしくは摩耗
② 小臼歯部唇側の切削もしくは摩耗
③ 臼歯部全体の咬耗
④ レトロモラーパッドを被覆していない床縁
⑤ 下顎前歯の排列位置が舌側に寄っている
⑥ 下顎臼歯の排列位置が舌側に寄っている

図8　現義歯の咬合面観から得られる情報

Let's Analyse

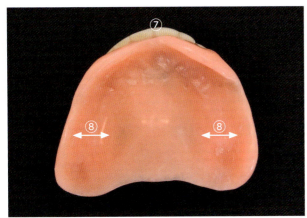
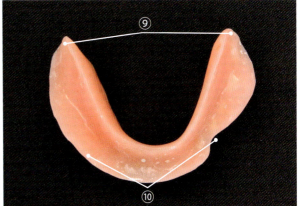

⑦ 人工歯および床唇側の切削
⑧ 臼歯部顎堤の幅，高さはそれなりに残存している

⑨ レトロモラーパッド前縁までの床縁
⑩ 義歯床形態の左右非対称

図9 同，粘膜面観から得られる情報

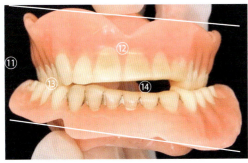
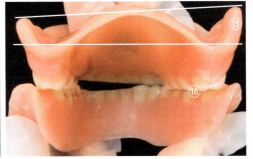

⑪ 上下顎床縁と咬合平面のずれ
⑫ 上顎前歯部唇側の切削もしくは摩耗
⑬ 臼歯部反対咬合

⑭ 上下顎前歯部，左側の咬耗による開咬状態
⑮ 上顎床縁と上顎結節後縁の平面のずれ
⑯ 臼歯部の著しい咬耗

図10 同，咬合状態の前方・後方面観から得られる情報

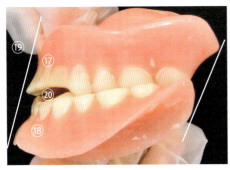
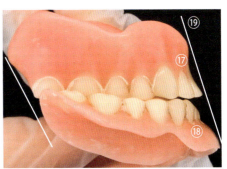

⑰ 上顎前歯部唇側の切削もしくは摩耗
⑱ 下顎前歯部が舌側寄りに排列されている

⑲ 上下顎前歯部床縁，後縁部床縁の位置関係
⑳ 上下顎前歯部左側の咬耗による開咬状態

図11 同，咬合状態の左右側方面観から得られる情報

現義歯の解釈：得られる"手がかり"

今回もかなり多くの情報が得られたが，それらの情報について分析・解釈してみたい（図12）．

1. 患者自身による義歯調整や特殊な食習慣，習癖などがある可能性

咬合面，粘膜面，前方面観から，前歯部の唇側面は切削あるいは摩耗によって形態が明らかに変化していると考えられる．また，左側前方で前歯切縁が大きく咬耗（摩耗）している．これらの理由は何だろうか？　義歯製作後，歯科医院に通院していないとのことから，歯科医師が切削した可能性はない．つまり考えられるのは，① 患者自身による切削研磨，② 過度なブラッシング，③ 特殊な習癖や食習慣などである．

ただ，後述のように顎間関係は明らかなⅢ級症例であることから，正常被蓋を付与すると上顎のリップサポートが大きくなりがちであるため，患者自身が研磨して調整した可能性や，過度なリップサポートに口唇の習癖による強い口唇圧が10年間という長期にわたって接触し続けた結果，徐々に摩耗するということもあるのかもしれない（筆者はまだ経験したことはないが…）．

また，前歯切縁の咬耗は前歯部での食品の保持，咬断を頻回に行うような食習慣や，食事以外でも何か硬いものを前歯でくわえて固定するような習慣をもっている可能性も考えられる．

2. 顔面の左右非対称，左側が下垂している可能性

前述のように，上下顎義歯の床縁の左右差をみると，明らかに左側が下がっているようにみえるため，ひょっとすると咬合平面を右側に傾斜して設定してしまっているのかもしれない．しかしながら，上顎の顎堤や上顎結節の後縁の左右差を見ると，頭蓋骨に比べて明らかな傾斜は認められない．つまり，どちらかといえば顔表面，軟組織の左側下垂や緊張の程度に左右差がある可能性が考えられる．

3. Ⅲ級の顎間関係

上下顎義歯の前歯部床縁を繋ぐラインがかなり傾斜している．またレトロモラーパッドを被覆していないとはいえ，下顎後縁がかなり前方に位置していると考えられる．さらに，臼歯部反対咬合を採用しているにもかかわらず，下顎前歯や臼歯が舌側に位置していることなどから考えると，顎間関係はⅢ級であることが容易に想像される．

4. 下顎義歯の維持は低い

下顎左側の頬小帯部の床縁が非常に短くなっていることや，レトロモラーパッドが被覆されていないことなどから，おそらく下顎義歯の辺縁封鎖の獲得は不十分で，維持力が低いことが考えられる．

本症例における現義歯の解釈は……

① 患者自身による義歯調整や特殊な食習慣，習癖などがある可能性
② 顔面の左右非対称，左側が下垂している可能性
③ Ⅲ級の顎間関係
④ 下顎義歯の維持は低い
⑤ 咬耗が進行していても上下顎ともに比較的安定した力学的関係を保てている

である

図12　本症例の現義歯から得られる，新義歯への手がかり

5. 10年間無調整で使用できた理由

では，なぜ本症例では10年もの間，無調整で快適に義歯を使用できていたのだろうか．本書でこれまでに紹介した長期経過症例の多くが，咬耗により臼歯部の咬合接触が減少し，前歯部の接触が強くなってきていた．さらに機能咬頭の咬耗によってアンチモンソンカーブが起きていることにより上顎が転覆しやすくなっており，十分な機能が発揮できなくなっていた．

では，本症例はというと，咬耗は起きているものの，前述ように原因不明の前歯部切縁の摩耗によって前歯部の接触は起きておらず，また臼歯部では反対咬合のため上顎義歯にかかる力のベクトルが内向きになっている．さらに下顎臼歯に関しても顎堤頂よりも舌側に排列できているので，ともすれば不利になりがちな同ベクトルを効率的に受け止められているのではないだろうか．つまり，咬耗が進行していても上下顎ともに比較的安定した力学的関係を保てていると考えられ，これが，特に症状なく長期間使用できていた一つの原因だといえる．

新義歯のプランニング

以上の分析結果から，新義歯の製作にあたって注意すべきポイントについて考察したい．本症例で第一に挙げなければならないのは「再製作による患者満足度の向上は容易ではない」ということである．

前述のように，現義歯は力学的なバランスが優れており，長期間の義歯の使用においても顕著な機能低下が認められていない．さらに今回の来院は患者自身の希望ではなく，家族からの依頼であることから，そもそも新義歯を製作しても患者本人が受容するかどうか

のハードルはかなり高いと考えられる．何も考えずに再製作しても，おそらく患者は新義歯を使うことなく現義歯を使い続けてしまうだろう．つまり，患者とその家族にそのような可能性を十分に説明し，再製作を行う理由やそのメリットを患者自身に納得させてから製作を開始するべきである．

　続いて，前歯部の切削，あるいは摩耗については，患者自身で切削調整していないかどうかを確かめたうえで，過度なブラッシングなどを行わないような指導が必要であるとともに，食習慣や習癖についても十分な問診が必要である．場合によっては，新義歯にも同様な被蓋を付与しなければならない可能性も考えておかなければならない．

　その他にも，咬合平面や前歯部の水平ラインに注意が必要なことや，下顎義歯の維持力の確保のためにレトロモラーパッド部や左側頰小帯の付着位置を確認し，慎重に床縁を設定しなければならないことがある．また，Ⅲ級の顎間関係から人工歯の排列位置は現義歯を十分参考にするべきであり，現義歯と同様に臼歯部は反対咬合にするのが望ましいと考えられる．

＊　　　　　＊　　　　　＊

　本章の症例は前章とは異なり，義歯完成後に一度も調整が行われていなかった症例である．ポイントは患者自身からの自発的な再製作の希望ではなく，患者の家族からの相談であるということだろう．高齢者を心配する気持ちからか，本症例のように患者自身からの訴えではなく，家族から義歯の製作を依頼される機会は徐々に増えてきている．そのような場合に筆者が必ず家族に伝えることは，「義歯は患者自身が新しい義歯を作りたいと希望しない限り，再製作しても無駄になる可能性が高い」ということである．

　さらに，本症例の義歯は力学的関係が優れており，十分な機能が保てていることを考慮すると，十分なコンサルテーションが必要になるばかりでなく，再製作自体を慎重に考えなければならないといえるだろう．

　謝辞
　本章の症例写真は，兵庫県丹波篠山市でご開業の森口和彦先生にご提供いただきました．この場を借りて感謝の意を表します．

Memo

CHAPTER 6

人工歯排列位置から顎偏位が疑われる症例

症例概要

患　者：70代の男性．
主　訴：義歯が外れやすく，噛みにくい．
現病歴：現義歯は5年ほど前に製作，数年間は問題なく使用していたが，下顎義歯が破折し，修理をした後は頻繁に歯科医院で調整を受けていた．さらに，最近上下とも徐々に外れやすくなってきたと感じている（図1〜7）．

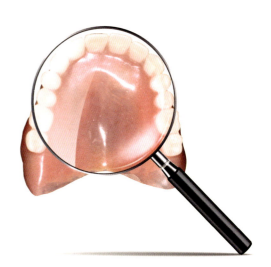

Memo

Check Details

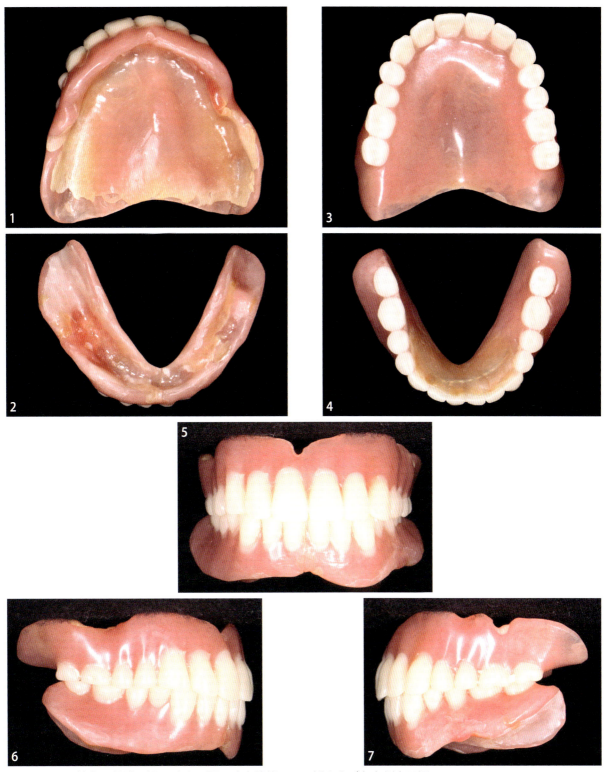

図1〜7　現義歯，粘膜面観，咬合面観，咬合状態の正面観および左右側方面観

CHAPTER 6

現義歯分析：読み解ける"キー"

読者諸兄は現義歯の写真（図1〜7）からどのような情報を得ることができただろうか？
一見して，上下顎とも粘膜面に何らかの裏装が行われていることや，下顎義歯の破折の既往はわかるかと思うが，その他にも症例を読み解くヒントが実に多く含まれている．

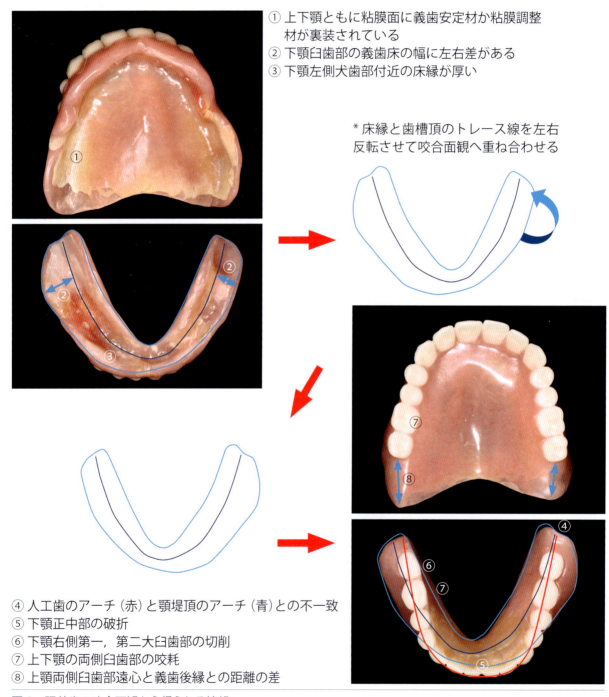

① 上下顎ともに粘膜面に義歯安定材か粘膜調整材が裏装されている
② 下顎臼歯部の義歯床の幅に左右差がある
③ 下顎左側犬歯部付近の床縁が厚い

＊床縁と歯槽頂のトレース線を左右反転させて咬合面観へ重ね合わせる

④ 人工歯のアーチ（赤）と顎堤頂のアーチ（青）との不一致
⑤ 下顎正中部の破折
⑥ 下顎右側第一，第二大臼歯部の切削
⑦ 上下顎の両側臼歯部の咬耗
⑧ 上顎両側臼歯部遠心と義歯後縁との距離の差

図8　現義歯の咬合面観から得られる情報

では，図8～10を見ながら，得られた情報を整理していきたい．

まず粘膜面観を見ると，前述のように上下顎ともに義歯安定剤あるいは粘膜調整材が裏装されていることがわかる（図8の①）．どちらも変色しており，その状況も良好とは言えない．臼歯部の床縁を見ると，顎堤頂から頬側への床縁の長さは右側では短く，左側では長くなっており，左右でかなり異なっているように見える（図8の②）．また，床縁をよく見てみると，左側の犬歯相当部の床縁がその他の部分に比べてかなり厚くなっている（図8の③）．

続いて，咬合面観を見ていきたい．粘膜面観の下顎義歯床縁のラインと歯槽頂のラインをトレースした後，左右反転して，咬合面観の写真に重ね合わせることで，顎堤頂のアーチと人工歯のアーチを比較することが可能となる．その結果，本症例では明らかに両アーチが左右方向に大きくずれていることがわかる（図8の④）．下顎前歯部には破折を修理した跡があり，補強構造の埋入とレジンの変色が確認できる（図8の⑤）．下顎右側第一，第二大臼歯人工歯の舌側は大きく切削されているように見える（図8の⑥）．臼歯部咬合面は5年程度の使用により，咬耗が進んでいる（図8の⑦）．上顎両側第二大臼歯遠心と義歯後縁との距離には左右差があり，右側が若干前方に，左側が若干後方に排列されているように見える（図8の⑧）．

次に上下顎義歯を最も安定している状態，いわゆる義歯における咬頭嵌合位で咬合させて正面観から見ると，上唇小帯と人工歯の正中の位置が一致しておらず，人工歯の正中が左側に位置している（図9の⑨）．ただし，上顎の義歯床縁の位置と臼歯部頬側の位置関係を見ると，大きなずれは認められない（図9の⑩）．また，下顎の人工歯の正中は上顎に比べてわずかに右側にずれていることがわかる（図9の⑪）．同様に，臼歯部をよく見ると，左右でオーバージェットが異なり，オーバージェットは左側のほうが大きいようである（図9の⑫）．

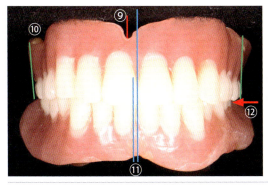

⑨ 上唇小帯と上顎前歯正中との位置のずれ
⑩ 上顎義歯床縁と大臼歯部頬側との位置関係に大きなずれは認められない
⑪ 上下顎前歯の正中のずれ（下顎が右側へ寄っている）
⑫ 両側臼歯部のオーバージェットの違い
　（右側よりも左側のほうが大きい）

図9　同，咬合状態の正面観から得られる情報

咬合状態の右側側方面観を見ても，臼歯部は上下顎とも咬耗が進んでいるとともに，オーバージェットが非常に少ないことがわかる（図9，10の⑫）．また，後縁はレトロモラーパッドを被覆していないように見える（図10の⑬）．

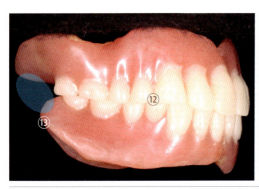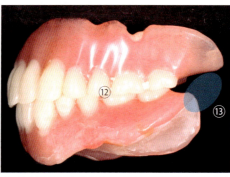

⑫ 両側臼歯部のオーバージェットの違い（右側よりも左側のほうが大きい）
⑬ レトロモラーパッドを被覆できていない

図10　同，咬合状態の左右側方面観から得られる情報

現義歯の解釈：得られる"手がかり"

本症例も写真の枚数は多くないにもかかわらず，さまざまな情報が得られたが，続いてはそれらの情報を分析・解釈してみたい．

1. 下顎が右側へ偏位している可能性

前述のように，顎堤頂のアーチと下顎人工歯のアーチが大きくずれていることから，上顎あるいは下顎の人工歯のアーチを左側に大きく寄せていると考えられる．しかしながら，上顎の床縁位置と上顎人工歯の位置関係にあまり左右差が見られないことから考えると，下顎が右側に偏位しているために，このような排列位置になったと考えられる．そして，その結果，下顎の左側犬歯部の床縁が厚くなっていると思われる．さらに下顎が右側に偏位していると，頬粘膜の緊張程度や運動域に左右差が生じると考えられる．

つまり，右側では頬粘膜の緊張が若干強くなっていると想像され，そのために下顎右側頬側の床縁が短く，左側では長くなりやすかったのではないだろうか（無論，単に辺縁形成のエラーに起因する可能性も否定できないが）．また，下顎右側大臼歯部の舌側が切削されていることも，同偏位によって，人工歯のアーチが顎堤よりも左側に大きく寄っているために舌と接触しやすいという患者の訴えがあったのではないだろうか．さまざまな所見が下顎の右側偏位を物語っている．

2. 同偏位が継続して起きている可能性

前述のように，下顎が右側へ偏位している可能性があるが，現義歯からの情報をさらに考察してみると，同偏位は義歯製作時だけでなく，その後も継続して生じている可能性が考えられる．それを窺わせる所見を二つ挙げたい．

まず下顎の正中が上顎に比べて左側に位置しているが，義歯製作時にあえてずらすことは考えられないことから，徐々にずれてきていると考えられる．次に，臼歯部のオーバージェットの左右差が挙げられる．こちらも製作時にあえて差をつけることはないため，徐々に生じてきていると考えられる．これらのことから，下顎の右側偏位が継続している可能性は排除できない．

ただし，これはあくまでも可能性の話であり，咬合採得の誤りがなかったどうかも確認しておく必要がある．

3. 骨格的正中と顔貌の正中が一致していない可能性

正面観から見ると上顎義歯の人工歯の正中と上唇小帯が大きくずれている．その一方で，上顎の粘膜面のアーチや口蓋正中ラインと上唇小帯の位置にはずれはないように見えることから考えると，口唇を含む顔貌の正中が骨格に比べて左側に偏位している可能性も考えられる．

勘の良い読者であれば，先ほど考察したような下顎の右側偏位ではなく，単に顔貌の正中に合わせた結果，人工歯が左側に寄っただけではないかと考えるかもしれない．しかし，上顎の床縁と臼歯頬側面にはずれが認められないにもかかわらず，ここまで大きく，下顎の歯槽頂と人工歯のアーチがずれていることを考えると，下顎の右側偏位が全くないとは言い切れない．そしてさらに，顔貌や口唇が左側に若干偏位しているという可能性もあると筆者は推測している．

🔍 新義歯のプランニング

それでは，以上の分析結果から，本症例の新義歯製作にあたって注意すべきポイントについて考察したい（図11）．

まず，下顎の右側の偏位が本当に生じているかどうか，また骨格的な正中と顔貌の正中にずれがあるかどうかをよく診察する必要があるといえる．

さらに，下顎の偏位が継続して生じているとすると，顎関節の状態の精査を行うべきである．ひょっとすると，顎関節症の症状があったり，右側の下顎頭に吸収が生じていたりする可能性も考えられる．

仮に下顎に右側偏位があり，さらに顔貌所見から考えて上顎の正中位置があまり変更できない場合には，義歯の力学的な安定を考えて人工歯の排列位置をよく考察する必要がある．すなわち，左側の小臼歯〜大臼歯にかけては歯槽頂よりも外側に位置することになるため，力学的に不利な状況となることが明らかである（現義歯は同力学的条件と適合不良

本症例における現義歯の解釈は……

① 下顎が右側へ偏位している可能性
② 同偏位が継続して起きている可能性
③ 骨格的正中と顔貌の正中が一致していない可能性

である

図 11 本症例の現義歯から得られる，新義歯への手がかり

が合わさって下顎義歯が破折したとも考えられる）．そのため，新義歯では左側の人工歯をもう少し舌側に寄せるほうが良いといえる．

ただし，それに伴って上顎臼歯部も舌側に排列しなければならないため，もし前歯部とのアーチのずれが大きく，審美的に問題が生じるようであれば，小臼歯部の二重排列も考慮に入れておく必要がある．

また，同力学的条件や下顎の右側偏位が継続している可能性も考えると，調整の行いやすいリンガライズドオクルージョンを採用しておくほうが良好な結果に繋がるのではないだろうか．

Memo

CHAPTER 7
義歯の修理を繰り返している症例

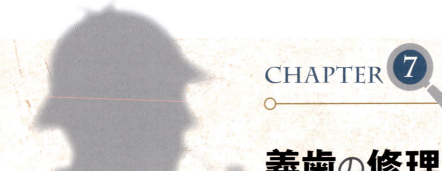

症例概要

患　者：70代の女性．
主　訴：「最近，食べにくくなってきた」として新義歯の製作を希望して来院．
現病歴：現義歯は5年以上前に製作し，使用している（図1～8）．

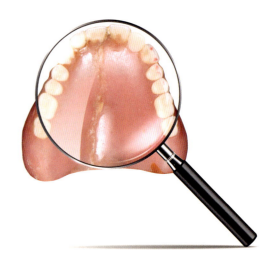

Memo

Check Details

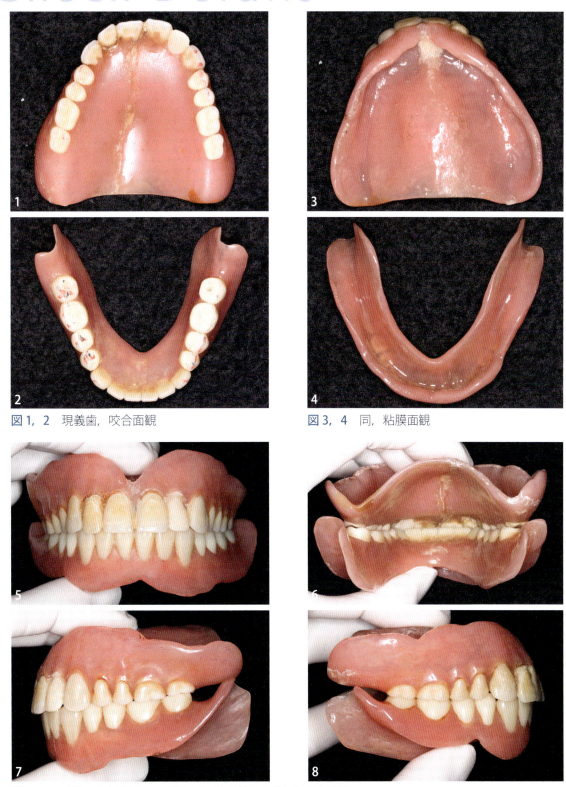

図 1, 2　現義歯, 咬合面観

図 3, 4　同, 粘膜面観

図 5 ～ 8　同, 咬合状態の正面観, 後方面観および左右側方面観

現義歯分析：読み解ける"キー"

　読者諸兄は現義歯の写真（図1〜8）からどのような情報を得ることができただろうか？では，図9〜10を見ながら，得られた情報を整理していきたい．

　まず目につくのは，上顎義歯の正中部での破折であろう（図9の①）．破折線部の修理跡が変色している．また同様に，上顎前歯部に修理した跡が残っているが，何度も破折を繰り返しているのか，歯列が不正となっていることや，上顎左側側切歯の人工歯は新しいもの（即時重合レジンか？）に置き換わっているように見える（図9の②）．臼歯部は長期間の使用により全体的に咬耗が起きている（図9の③）．上下顎の人工歯の色調を比べると，下顎のほうが明るいシェードを選択しているように見える（図9の④）．後顎舌骨筋窩への床延長（図9の⑤）や右側臼歯部，特に小臼歯が若干頬側寄りではあるが全体的におおむね歯槽頂上に人工歯が排列されている（図9の⑥）ことも見て取れる．

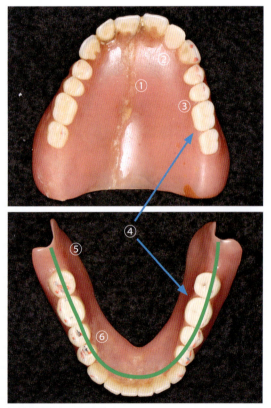 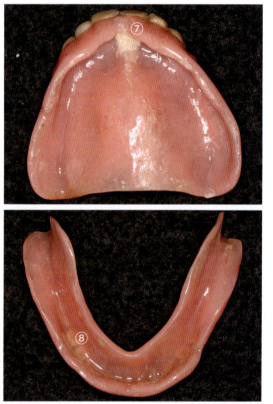

① 上顎義歯床の破折
② 上顎前歯人工歯の脱離・修理跡
③ 臼歯部全体の咬耗
④ 上下顎で人工歯の色調が異なる
⑤ 後顎舌骨筋窩への床延長
⑥ 右側臼歯，特に小臼歯が若干頬側寄りであるものの，おおむね歯槽頂上に排列されている
⑦ 切歯乳頭部，義歯床前歯正中部に白変
⑧ 右側小臼歯部の床が薄く，人工歯基底面が透けている

図9　現義歯の咬合面観および粘膜面観から得られる情報
（緑色のラインは粘膜面の写真からトレース，反転した歯槽頂ラインを示す）

続いて粘膜面を見ると，上顎切歯乳頭相当部に床の白変が認められる（図9の⑦）．下顎の右側小臼歯部は床が薄く，人工歯基底面が透けて見えている（図9の⑧）．

義歯を咬合させて前方から観察すると，上顎前歯の歯頸部と唇側面が汚れているように見えることがまず目につく（図10の⑨）．上唇小帯はかなり高位に付着していることが疑われる（図10の⑩）．上下顎の人工歯の正中は一致しており（図10の⑪），後方から見ても，上顎翼突下顎ヒダと下顎義歯後縁の関係に大きな左右差（図10の⑫）は認めない．上顎の臼歯部は舌側の高さがほとんどなく，第二大臼歯の遠心側もほとんど床に埋まっている状態である（図10の⑬）．前歯部のオーバーバイトが深いことも気になる（図10の⑭）．

最後に咬合状態の側方面観を見てみると，上下顎の小臼歯の頰側面では上顎のほうが小さく，人工歯のサイズが異なっているように見える（図10の⑮）．いずれも前述したように臼歯人工歯には著しい咬耗が見られ（図10の⑯），前歯部のオーバージェットが決して少ないとはいえない（図10の⑰）．レトロモラーパッドは一部が被覆されている状態（左側は半分以上，右側は1/3程度と予測される）である（図10の⑱）．

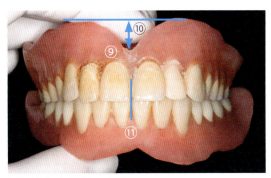
⑨ 上顎前歯歯頸部の着色
⑩ 上唇小帯部のリリーフ量が大きい
⑪ 上下顎人工歯の正中は一致している

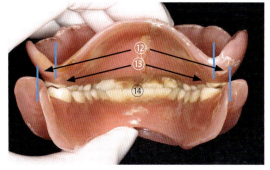
⑫ 翼突下顎ヒダ部の上下の位置関係は左右均等
⑬ 上顎臼歯部人工歯の高径が低い
⑭ 前歯部のオーバーバイトが深い

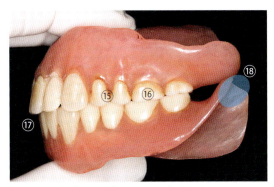
⑮ 上下顎の臼歯人工歯のサイズが異なっている
⑯ 臼歯人工歯の著しい咬耗
⑰ 前歯部オーバージェットは少なくはない

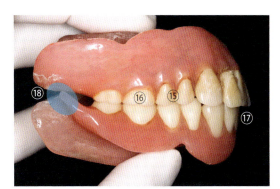
⑱ レトロモラーパッドは一部被覆されている
（左側は半分以上，右側は1/3程度と予測される）

図10 同，咬合状態の正面観，後方面観および側方面観から得られる情報

現義歯の解釈：得られる"手がかり"

1. 適切なメインテナンスが行われていなかった可能性

まず，なぜ上顎義歯が正中で破折しているのかについては，すでに多くの読者がおわかりかと思うが，上顎の顎堤吸収により適合が不良になっているにもかかわらず，義歯を継続使用していたためだと考えられる．人工歯の脱離とその修理の状況について分析してみると，上顎左側側切歯～右側犬歯までは脱離，修理している形跡が見られ，レジンの変色や歯列の不正などから，一度や二度ではなく，複数回の修理が行われているようである．つまり，脱離する原因（おそらくは臼歯部の咬耗による前歯での過度な接触，適合不良によって生じる義歯のたわみ）に対して，適切な対応がなされていないことが疑われる．

さらに，前歯の唇側の着色や粘膜面の切歯乳頭相当部の白変は何だろうか？　有床義歯の臨床経験が多い読者であればわかるかもしれないが，これは瞬間接着剤による修理が行われた跡である．歯科医師がこのような修理を行うことはないと考えられるため，おそらく患者自身で人工歯の脱離を修理したと思われる．つまり，何度直しても外れる前歯人工歯に対して，患者が通院を諦め，自身で修理したというように考えられるのではないだろうか．ひょっとすると，正中部の破折も自身で修理したことがあるかもしれない．

まとめると，この症例は適切なメインテナンスが行われていなかった結果，さまざまなトラブルを繰り返していた症例だといえる．

2. 上顎義歯と下顎義歯の製作時期，担当歯科医師が異なる可能性

上下顎の人工歯の色調や大きさの違いなどから，おそらく義歯を製作した時期や担当歯科医師が異なることも考えられる．また，前述のように義歯のメインテナンスを適切に行っていないことと，下顎義歯の形態（舌側のS字状カーブ，後顎舌骨筋窩部への延長）が比較的よく考えられていることが一致しないように思える（つまり，下顎義歯を製作した歯科医師であれば，上顎の問題に気づくのでは？というように推測される）．ただ，人工歯の変色などから下顎義歯の製作のほうがおそらく時期的に後であると思われることから，謎は深まるばかりである．もちろんこれは，誤った推測であるかもしれないが，ひょっとすると患者が通院していたのは勤務医の数が多く，担当医制を採っていない歯科医院で，上顎義歯を製作した歯科医師と下顎義歯を製作した歯科医師，メインテナンスを行っていた歯科医師など，複数の歯科医師が治療に関わっていたのかもしれない．

3. 顎間関係・顎堤の状態は比較的良好

前述のように，後方から見た場合の左右のずれが少ないこと，矢状的な義歯の咬合状態（後述するが，咬合高径の設定や咬耗により若干Ⅲ級傾向にも見えるのではあるが），人工歯の排列位置などを併せて考えると，顎間関係は比較的良好だと思われる．

また，上顎人工歯の高径の低さ，相対的な口蓋の深さ，下顎粘膜面から推測される前歯部顎堤の高さ（小臼歯部の床の薄さ）などを考えると，比較的良好な顎堤状態を保ってい

本症例における現義歯の解釈は……

① 適切なメインテナンスが行われていなかった可能性
② 上顎義歯と下顎義歯の製作時期，
担当歯科医師が異なる可能性
③ 顎間関係・顎堤の状態は比較的良好
④ 咬合高径が低い可能性

である

図11　本症例の現義歯から得られる，新義歯への手がかり

るのではないだろうか．

4．咬合高径が低い可能性

　上顎の人工歯の高径が非常に低いこと，下顎小臼歯部の床が薄いことは，咬合高径が低いためなのか，それとも前述のように顎堤の高さが残っているためかは判別が困難である．しかしながら，それでも咬合高径が低い可能性を疑わせる所見として，側方面観での上下顎義歯床縁最深部での距離が短く感じられることと，レトロモラーパッド部の床形態を見るにレトロモラーパッドをすべて覆っていたとすれば，上顎結節に接触してしまうと考えられることが挙げられる．

まとめ

　以上の分析結果から，新義歯の製作にあたって注意すべきポイントについて考察したい．前述のように，適切なメインテナンスが行われなかったことは明確であり，その重要性を歯科医師と患者双方が理解することが最も大切である．その他のポイントとしては，咬合高径に関してもう一度診断を行い，もう少し挙上しても良いかもしれない．人工歯排列位置には大きな問題は見られないことから，現義歯の印象を歯科技工士へ渡すなどの工夫を行い（92ページのEXTRA3参照），大きな違いが生じないように気をつけたほうが良いだろう．上唇小帯部のリリーフ量についても再検討が必要である．

　本章の症例において一つポイントを挙げるとすれば，レトロモラーパッド部がなぜ中途半端な被覆になっているか，ということである．下顎義歯後縁は，後顎舌骨筋窩部まで床を延長できる印象が採得できているとすれば，容易に被覆できたであろう．だが，なぜ被覆されなかったのか….それは，前述しているが，設定した咬合高径が低かったために同部が上顎結節に接触してしまい，仕方なく切削した可能性が高い．しかし，咬合高径を適切に設定すれば，同部を被覆することは可能であったと考えられる．換言すれば，「適切な咬合高径をもつ顎間関係を設定できれば，義歯はおのずと理想的な形態に近づく」とも言えるのではないだろうか．

CHAPTER 8

下顎義歯の難易度が高い症例

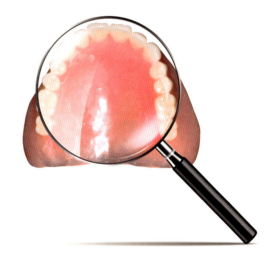

症例概要

患　者：70代の男性．
主　訴：現義歯を製作した医院にて継続的にさまざまな調整を行っているが，痛みがあり食事ができない．完成当初から下顎義歯がうまくいっていないように感じているとして新義歯製作を希望．
現病歴：現義歯は1年ほど前に製作後，使用している（図1〜7）．

Memo

Check Details

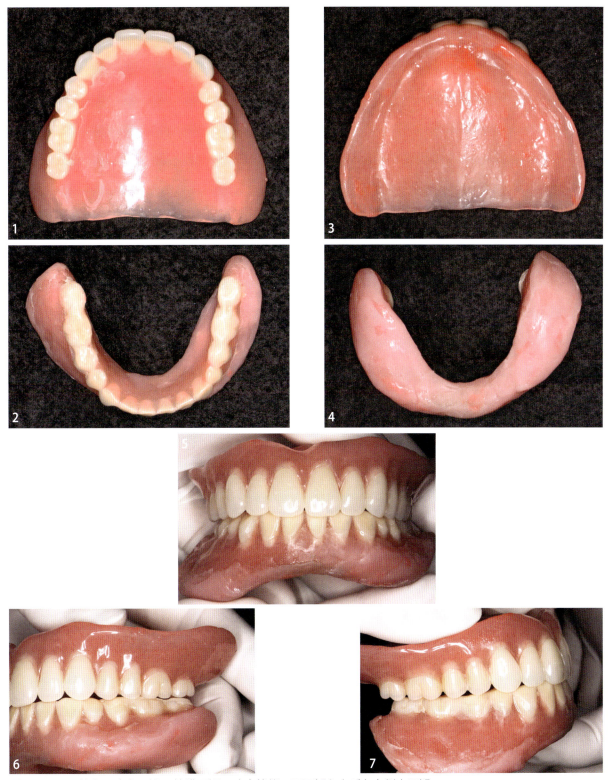

図1〜7 現義歯,咬合面観,粘膜面観,咬合状態の正面観および左右側方面観

CHAPTER 8

 現義歯分析：読み解ける"キー"

　読者諸兄は現義歯の写真（図1〜7）からどのような情報を得ることができただろうか？では，図8，9を見ながら，得られた情報を整理していきたい．

　上顎義歯を見ると，床形態や人工歯排列にはさして目立った特徴は認められないものの，口蓋部に白色の材料が付着していることが気になる（図8の①）．これはおそらく，下顎に広範囲に施された粘膜調整材（図8の②）が，裏装時に上顎の口蓋に付着したものではないかと考えられる．

　下顎の臼歯部を見ると，歯冠部が連続しており，咬合面も平坦になっていることから，即時重合レジンが築盛されていると思われる（図8の③）．さらに，下顎前歯部は切縁が非常に薄くなっており，唇側から切削されているように見える（図8の④）．人工歯の排列位置を見ると，左側に比べて右側が舌側に大きく寄っており（図8の⑤），両側とも義歯後縁ギリギリまで排列されているように見える．ただし，床縁は短く，レトロモラーパッ

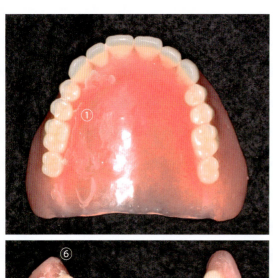
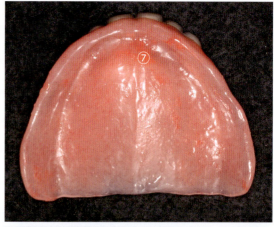
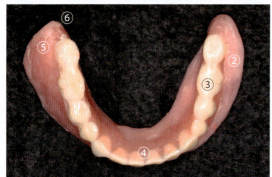
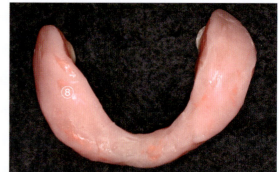

① 粘膜調整材の付着
② 粘膜調整材の裏装
③ 臼歯部咬合面へのレジン添加
④ 下顎前歯切縁部が薄い
⑤ 特に右側において人工歯が舌側に寄っている
⑥ 義歯後縁が短い
⑦ 義歯安定材が残存
⑧ 粘膜調整材が厚く裏層されている

図8　現義歯の咬合面観および粘膜面観から得られる情報

ドが被覆されていない（図8の⑥）．

　続いて粘膜面観を見ると，上下顎とも小さな赤色の付着物がところどころに認められる（図8の⑦）．これは，患者が使用している義歯安定材が清掃で取りきれずに残っているのではないかと推測される．次いで，下顎には全体的に粘膜調整材が厚く裏装されている（図8の⑧）．顎堤頂の部位ははっきりとせず，全体的に平坦な面となっている．

　義歯を咬合させ，前方から見ていきたい．前述のように，下顎前歯が大きく削られており，硬質レジン歯のエナメル層がなくなって，デンチン層の黄色が露出している（図10の⑨）．また，臼歯部は上下顎ともに床縁と人工歯頸部の位置関係に左右差が大きいことがわかる（図10の⑩，⑪）．下顎前歯部顎堤の位置を目安にすると，右側が左側に比べてかなり低位に位置している．

　最後に咬合状態の左右側方面観を見てみると，前歯だけでなく，小臼歯部も唇側が切削されていることがわかる．（図10の⑫）．下顎咬合面に量は多くないものの，レジンが築盛されているが，上顎との咬合接触はとても安定しているようには見えない（図10の⑬，⑭）．レトロモラーパッドは被覆されていない（図10の⑮）．

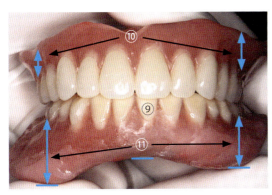

⑨ 下顎前歯唇側が大きく切削されている
⑩ 上顎臼歯部床縁と人工歯の位置関係に左右差がある
⑪ 同上（下顎），さらに右側臼歯部の床が左側に比べて下方に位置している

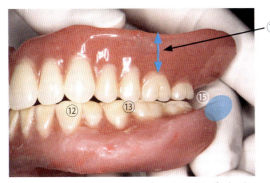
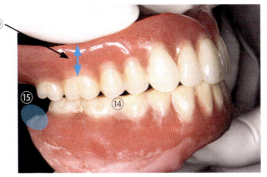

⑫ 下顎前歯だけでなく，小臼歯の唇側も大きく切削されている
⑬ 下顎第二小臼歯～第二大臼歯部にレジンが築盛されている

⑭ 臼歯部での安定した咬合接触が認められない
⑮ レトロモラーパッド部が被覆されていない

図9　同，咬合状態の正面観および左右側方面観から得られる情報

現義歯の解釈：得られる"手がかり"

今回の症例写真から得られる情報はこれまでに比べていくつかの制限がある．まず，臼歯部の咬合接触が安定していないために，義歯同士を咬合させた状態が正しいとは限らないこと，もう一つは下顎の顎堤頂などの形態が把握しづらく，人工歯の排列位置の判断や顎間関係の推測が困難であることである．ただ，それでも現義歯からは多くの役立つ情報が得られる．

1. 下顎の顎堤吸収が著しい

まず，下顎には全面に粘膜調整材が裏装されているが，その形態は平坦で顎堤頂に相当する部位が見当たらない．また粘膜面が内側に傾斜していることや，前歯部に比べて（特に右側）顎堤が低位に位置していることから，かなり顎堤の吸収が進行していることがわかる．

2. 前方位での習慣性咬合位を有する可能性

続いて臼歯部の咬合面にレジンが築盛されている理由を考えてみたい．おそらく，下顎の著しい顎堤吸収から咬合床が安定しづらく，咬合採得が正確に行われなかったのではないだろうか．そして，臼歯部の咬合接触を修正する目的で即時重合レジンを築盛した可能性が高い．

ただ，そのような修正を行っても，結局は安定した咬合を得ることが難しく，結果としておそらく前方位をとるようになり，前歯部の接触が強いと感じた歯科医師が大きく前歯部を切削したのではないだろうか．つまり，患者は現時点で前方位での習慣性咬合位を有している可能性が考えられる．

3. 咬合平面が傾斜している可能性

前述したように，上顎の臼歯部の床縁に対して，特に右側では人工歯が上方に位置している．逆に，下顎は右側の顎堤がより吸収しているため，右側の人工歯は上方に位置している．

よくあるパターンとしては，顎堤の傾斜につられて咬合平面も傾いてしまうことが多いが，本症例では逆である．上顎の顎堤吸収の左右差はおそらく大きくないと考えられるため，ひょっとすると咬合平面の右側が高い可能性もある．いずれにせよ，注意が必要であろう．

本症例における現義歯の解釈は……

① 下顎の顎堤吸収が著しい
② 前方位での習慣性咬合位を有する可能性
③ 咬合平面が傾斜している可能性

である

図10　本症例の現義歯から得られる，新義歯への手がかり

 新義歯のプランニング

　それでは，以上の分析結果から，新義歯の製作にあたって注意すべきポイントについて考察したい（図10）．

　前述したように，下顎の顎堤がかなり吸収しており，義歯外形のライン設定が困難になることから，概形印象を確実に採得することがまず大切である．顎堤が内側に傾斜しているケースでは，頰棚部の設定が難しい．視診による可動域の検査に加えて，粘膜下の骨のラインがどこにあるのかを把握したうえで，支持域を考える必要がある．

　さらに，正確な咬合採得には安定した咬合床が不可欠であるが，本症例の場合は困難であると思われるために，はじめからゴシックアーチを用いることを考えておくほうがよいかもしれない（ゴシックアーチの利点としては見逃されがちだが，描記針を下顎咬合床の中央部に付けることで，セントラルベアリング効果によって下顎の咬合床が安定しやすくなる）．

　そして最後に，咬合平面を決定する際は正面から見て，少なくとも前歯部は顔貌と水平になるように設定することを覚えておくほうがよいだろう．

CHAPTER 9

顎位の設定を大きく誤っていた症例

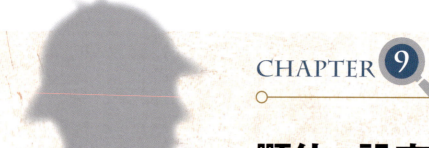

症例概要

患　者：70代の男性.
主　訴：「長い間歯科医院には行っていなかったが，そろそろ新しい義歯がほしい」と義歯の再製作を希望して来院.
現病歴：現義歯は7年ほど前に製作したと記憶している．その後，特に調整することなく使用している（図1～7）.

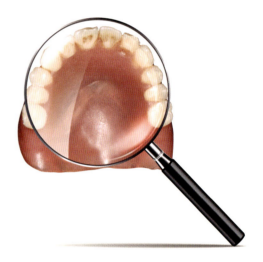

Memo

Check Details

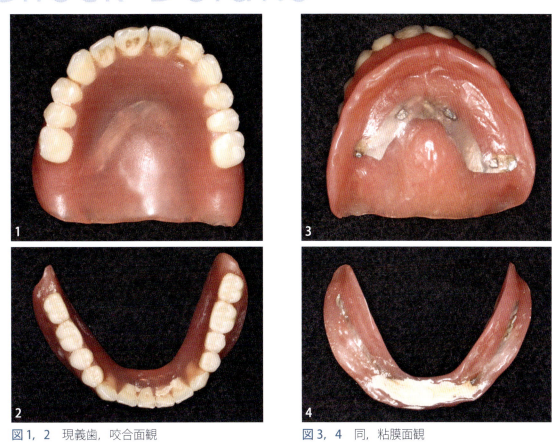

図1,2 現義歯,咬合面観

図3,4 同,粘膜面観

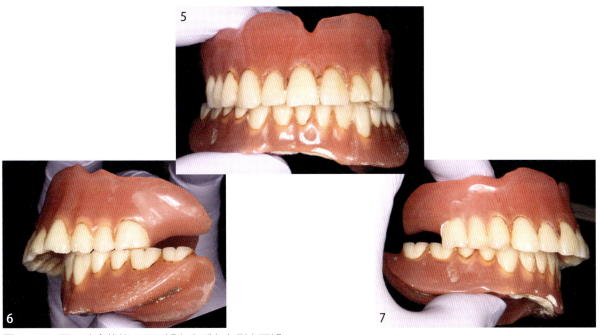

図5〜7 同,咬合状態の正面観および左右側方面観

CHAPTER 9

 ### 現義歯分析:読み解ける"キー"

　読者諸兄は現義歯の写真からどのような情報を得ることができただろうか? では,図8,9を見ながら,得られた情報を整理していきたい.

　上顎義歯を見ると,上顎右側中切歯,上顎左側側切歯・犬歯の切端部にチッピングが認められる(図8の①).上顎臼歯人工歯は著しい咬耗を認める(図8の②).

　下顎の人工歯を見ると,両側とも舌側が平坦になっており,おそらく切削されていると考えられる(図8の③).さらに,上顎とは異なった形態の人工歯が用いられているようにみえる(図8の④).下顎義歯の後縁は短く,レトロモラーパッドが被覆されておらず,後縁直前まで人工歯が排列されている(図8の⑤).

　続いて粘膜面を見ると,まず下顎前歯部の石灰化したデンチャープラーク(歯石)が多

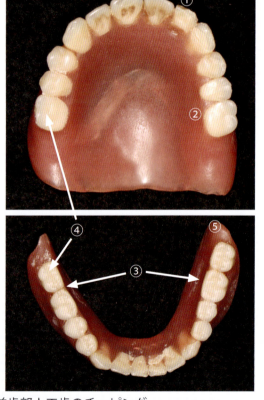
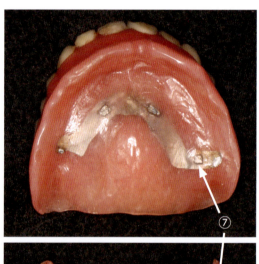
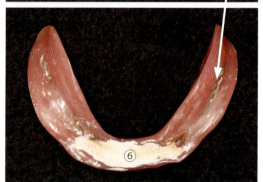

① 前歯部人工歯のチッピング
② 臼歯部の咬耗
③ 臼歯部人工歯舌側面の切削
④ 上下顎で違う人工歯が使用されている
⑤ レトロモラーパッドは完全に被覆できていない
⑥ 前歯部にデンチャープラーク(歯石)が多く付着している
⑦ 上下顎で異なるタイプの補強構造が埋入されている

図8 現義歯の咬合面観および粘膜面観から得られる情報

く認められる（図8の⑥）．また，上顎には鋳造された幅の広い補強構造が埋入されているが，下顎にはワイヤーが編まれた形態の既製タイプの補強線が使用されている（図8の⑦）．

次に義歯を咬合させ，前方から見ていきたい．まず目につくのは，前歯部の位置関係ではないだろうか．上下顎義歯の正中がずれている（図9の⑧）とともに，上唇小帯に比べて上顎の正中が大きく左側に位置している（図9の⑨）．また，人工歯の歯頸部に多く着色が認められるほか（図9の⑩），下顎第二大臼歯が外側に位置し，咬合していないように見える（図9の⑪）．

最後に咬合状態の側方面観を見てみると，かなり特殊な状況であることが見て取れる．まず上顎は第二大臼歯が排列されていないため，下顎の第二大臼歯が咬合していない（図9の⑫）．下顎の後縁部の形態を見ると，左側はレトロモラーパッドを半分程度は被覆しているように見えるが，その直上に第二大臼歯が位置するほど，後方に人工歯が排列されていることがわかる（図9の⑬）．また，前歯部のオーバージェットが著しく大きく，下顎が大きく後退しているように見える（図9の⑭）．

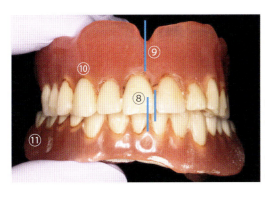

⑧ 上下顎義歯の正中が大きくずれている
⑨ 上唇小帯に比べて上顎の正中がかなり左側に位置している
⑩ 人工歯周囲，床とも汚れ，着色が多い
⑪ 右側第二大臼歯が咬合していない

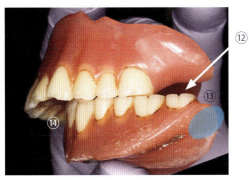

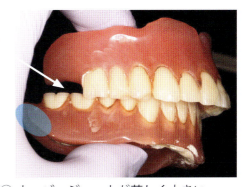

⑫ 上顎第二大臼歯が排列されておらず，下顎第二大臼歯が咬合していない
⑬ レトロモラーパッド部の直前〜上まで人工歯が排列されている

⑭ オーバージェットが著しく大きい

図9　同，咬合状態の正面観および左右側方面観から得られる情報

現義歯の解釈：得られる"手がかり"

前述の分析結果はどのように解釈することができるだろうか．いくつかのポイントに分けて解説していきたい（図10）．

1. 顎位の設定が大きく誤っている可能性

おそらく多くの読者諸兄は側方面観を見て，そのオーバージェット量に驚いたのではないだろうか．手指での咬合位置の再現が単純に間違っているように見えるかもしれない．

しかしながら，人工歯の咬耗している位置関係から判断すると，図示したような位置関係で咬合・機能していると考えられる．そして，人工歯の数や排列位置，特に下顎の第二大臼歯がレトロモラーパッドの直上に位置していることなどから考えると，咬合採得の時点ではもっと前方位で採得していたと推測される．だが，実際に使用し始めると，設定されていた顎位よりも大きく後方で咬合・咀嚼を行っていたのではないだろうか．

2. 上下顎の義歯の組み合わせが異なっている可能性

使用している人工歯の種類や埋入されている補強構造の形態などから，上下顎の義歯の製作時期が異なっていることは容易に想像がつく．ではどちらを先に製作したのであろうか？　おそらくどちらも硬質レジン歯を使用していると考えられるが，人工歯の咬耗は上顎のほうが進んでいるように見えることから，上顎義歯が先に装着されており，それに合わせて下顎の製作を開始したものの，顎位が不安定なため，無咬頭歯を使用した…という可能性も考えられる．だが，もしそうであれば，上顎に排列されていない第二大臼歯をわざわざレトロモラーパッドの直上まで排列するだろうか．また，上下顎義歯の歯列弓の形態とエラーが起きているオーバージェットの量を見比べると，下顎を単純に前方にずらしても咬合しないように見受けられる．

以上の点を考えると，どちらかを先に作ってそれに合わせて製作したのではなく，元々別々に製作したものを患者が自身で勝手に組み合わせて使用しているという可能性も考えられる．

3. 患者の適応力が高い

前述のように，設定された咬合位が大きく間違っている，もしくは上下顎の義歯の組み合わせが誤っていることが疑われる．どちらにせよ，咬合接触点が非常に少なく，両側性平衡咬合はおろか，左右側が同時に接触すらしないような状態であったと容易に想像がつく．おそらく通常であれば，義歯の使用はかなり困難であったと考えられる．

にもかかわらず，患者は現義歯を長期間，特に大きな不満を歯科医師に訴えることなく使っていたことを考えると，患者は義歯を使いこなす能力や適応力が非常に高いことを意味しているといえる．

ただし，その適応力の高さは，少なくとも現義歯を製作した時点での状態であり，加齢

本症例における現義歯の解釈は……

① 顎位の設定が大きく誤っている可能性
② 上下顎の義歯の組み合わせが異なっている可能性
③ 患者の適応力が高い
④ 患者が自身の口腔内にあまり関心がない可能性

である

図10　本症例の現義歯から得られる，新義歯への手がかり

とともに低下している可能性があることを覚えておく必要がある．

4. 患者が自身の口腔内にあまり関心がない可能性

　義歯に付着しているデンチャープラークや着色を考えると，おそらく義歯の清掃が十分に行えていないことが窺い知れる．前述のように患者の義歯を使いこなす能力や適応力が高いと同時に，義歯についてもあまり関心をもっていないのではないだろうか．ひいては，患者は有歯顎時代から口腔内に関心がなく，結果若くして無歯顎になったとも想像される．
　このような患者はおそらく，「現在の義歯は確かに少し噛みにくくなってはいるが，あまり義歯で困ったことはない」と考えている可能性が高い．つまり，義歯を製作してから長時間が経過しているために，義歯装着直後の疼痛や調整の必要性なども覚えていないと考えられる．このような場合によくあるトラブルとして，新義歯を装着した際，「前の義歯では一度も困ったことがないのに，なぜ新しい義歯はこんなに痛むのか？」と不満を覚える可能性もある．

新義歯のプランニング

　本症例では，大きな二つの可能性について考えて対応しなければならない．
　一つは現義歯製作時の咬合採得が大きく誤っているという可能性であり，その場合には，新義歯製作時にはいかに正確に咬合採得を行うかが最も重要なポイントになるといえる．もう一つは上下顎の義歯の組み合わせが間違っているという可能性である．その場合は，どちらかというと患者に対して組み合わせを間違えないようにする工夫や，上下顎の組み合わせが間違っていると十分な機能が発揮できない可能性についての指導などが重要となる．いずれにせよ，咬合が明らかにおかしい組み合わせで長期間使用していたという患者の適応力の高さを考えると，患者が満足する義歯を製作する難易度はそこまで高くないかもしれない．
　ただ，義歯の清掃状態が非常に良くない点や，リコールに応じていない点については患者への適切な説明・指導が必要であることも覚えておくほうが良いだろう．

CHAPTER 10

舌に何らかの障害があると推察される症例

症例概要

今回はできるだけ最小限の情報，つまり義歯の咬合面ならびに粘膜面側の写真のみから得た情報が，新義歯の計画にどの程度役立つのかについて考察してみたい（図1～4）．

患　者：？？？？？
主　訴：？？？？？
現病歴：？？？？？

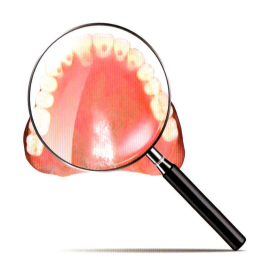

Memo

Check Details

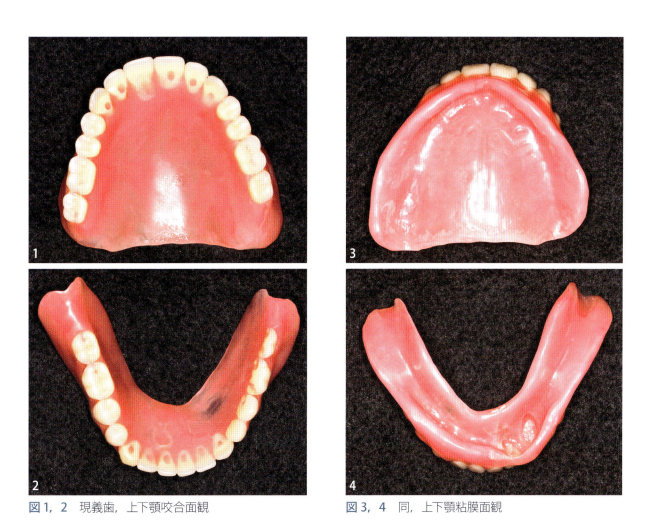

図1,2 現義歯,上下顎咬合面観　　図3,4 同,上下顎粘膜面観

CHAPTER 10

現義歯分析：読み解ける"キー"

読者諸兄は問診事項もない状態で，現義歯のわずか2枚の写真からどのような情報を得ることができただろうか？

では，図5, 6を見ながら，得られた情報を整理してみたい．

上顎義歯を見ると，まず上顎右側中切歯の歯頚部に破折の修理跡が見られる（図5の①）．よく見ると，その他の前歯と同じように維持孔が付与されており（図5の②），このことを考えると脱離した人工歯を戻したことがわかる．下顎にも修理跡が見られるが，床の中央付近に見られ，人工歯の脱離ではなさそうである（図5の③）．

下顎左側の臼歯部に目をやると，舌側が切削されているが，その切削量はかなり大きく，舌側咬頭が完全に失われている（図5の④）．

そのほかにも下顎義歯後縁を見ると，その形態からレトロモラーパッドは前縁程度の被覆にとどまっていること（図5の⑤）や，下顎の床の一部が透けるほど薄い状態となっていること（図5の⑥）がわかる．

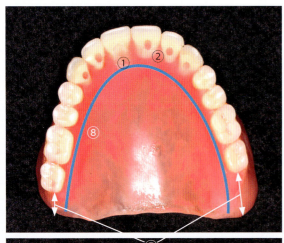
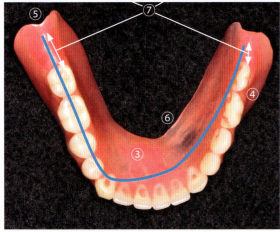

① 上顎前歯部人工歯の修理跡
② 上下前歯人工歯に維持孔が付与されている
③ 下顎前歯部義歯床の修理跡
④ 下顎左側人工歯舌側の切削
⑤ レトロモラーパッドは完全には被覆できていない
⑥ 下顎左側義歯床の菲薄化
⑦ 臼歯人工歯の排列位置の左右差
⑧ 上顎臼歯が歯槽頂よりも外側に位置している

図5　現義歯の咬合面観から得られる情報

人工歯の排列位置を見ると，上顎では右側に比べて左側が前方に，下顎では左側に比べて右側が前方に排列されている（図5の⑦）．上顎においては歯槽頂から全体的に外側に排列されているように見える（図5の⑧）．

続いて，粘膜面を見ていきたい．まず，上顎では特に特徴的な所見は乏しいが，後縁のラインと口蓋縫線，切歯乳頭，上唇小帯を繋ぐラインとの角度から，若干右側に正中が偏位しているようにも見える（図6の⑨）．下顎では舌側正中付近に破折線が見られる（図6の⑩）．なお，下顎左側側切歯，犬歯部にはおそらく根面板（残根）が存在していることを窺わせる凹部が認められる（図6の⑪）．

現義歯の解釈：得られる"手がかり"

前述のような分析結果はどのように解釈することができるだろうか．いくつかのポイントに分けて解説していきたい．

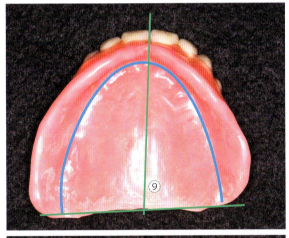

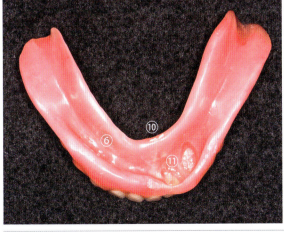

⑨ 上顎で正中が若干右側へ偏位している
⑩ 下顎舌側義歯床に破折線
⑪ 下顎左側側切歯，犬歯部に残根が認められる

図6　同，粘膜面観から得られる情報

1. 舌の左側に何らかの問題がある可能性

下顎左側の人工歯が大きく切削されている理由について考察してみたい．

通常，人工歯を切削する場合の一般的な理由の多くが咬舌や咬頬ではないだろうか．だが，その場合はオーバージェットを増やすように切削するはずであるが，本症例では逆にオーバージェットを減らすような方向で切削されている．つまり，切削理由は咬舌の改善ではないと考えられる．さらに前述のように，床の部分も裏が透けるほど薄く削られていることからも，咬舌とは考えにくい．右側はほとんど切削が行われていないことから，左側だけに問題があったと推察される．その一つの可能性として，舌左側の知覚異常や有痛性の病変が挙げられ，左側の触覚が過敏なために，左半側が舌に触れないように大きく切削した……と考えると辻褄が合う．いずれにせよ，舌の左側に何らかの異常が起きている可能性は高い．

また，人工歯の頬舌的排列位置の左右差はさほど大きくないため，同異常は義歯製作前ではなく，現義歯の使用中に発生したのではないだろうか．

2. 下顎の右側偏位あるいは咬合採得のミス

義歯後縁と臼歯部人工歯遠心端との距離に大きな左右差が見られるが，その距離の大きさが上下顎で逆となっている点に注目してほしい．左側で説明すると，まず上顎左側を右側に比べて前方へ排列しているにもかかわらず，左側の臼歯はレトロモラーパッド直前まで後方に寄っている．つまり，下顎は左側が右側よりも前方に位置している，言い換えれば右側方向へ偏位しているといえる．

ただ，ここで一つ気になるのが下顎右側の残根である．

一般的によく知られていることだが，部分欠損患者は意識的に残存歯を有する部分での咀嚼を行おうとする傾向がある．残根になってもその傾向が続く患者は少なくないと考えられる．つまり，本症例では下顎右側の前歯部での咀嚼を試みようと，習慣的に右側へ若干偏位させた状態でタッピングなどを行っている可能性があり，術者が気づかずに同部で咬合採得を行ったということも考えられる．

3. 根面板部の強い接触と粘膜面の不適合にて下顎義歯が破折

前述のように，下顎の正中部に破折線が認められる．幸いにもまだ完全な破折は生じていないが，その原因を除去しなければ，それも時間の問題だと考えられる．

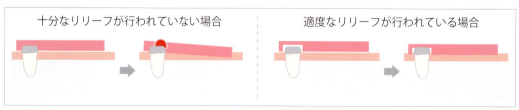

図5　左：根面板周囲に十分なリリーフが行われていない場合，根面板を中心に回転力が過大になりやすく，義歯床への負担も大きくなる．右：根面板周囲に十分なリリーフが行われていれば（理想的には機能力が加わって）義歯が沈下した際に接触することで，支持力として役立つ

本症例における現義歯の解釈は……

① 舌の左側に何らかの問題がある可能性
② 下顎の右側偏位あるいは咬合採得のミス
③ 根面板部の強い接触と粘膜面の不適合にて
　下顎義歯が破折

である

図7　本症例の現義歯から得られる，新義歯への手がかり

多くの読者諸兄がお気づきのように，破折線が生じた理由としては，根面板の存在と粘膜面の不適合だと考えられる．特に注目してほしいのが，根面板周囲の粘膜面である．よく見ると，根面板部の歯肉辺縁部までシャープにレジンが入り込んでいることに加え，根面板上面に接触している部分に光沢が認められる．これはつまり根面板に強く接触していることを表しており，同部が支点となって義歯が破折しやすい状況が生じていたことがわかる（図5）．

新義歯のプランニング

本症例において，新義歯を製作する際のポイントを以下に挙げていきたい（図7）．

まず，舌の問題点について，同疾患の治療や経過を把握することが重要で，もし改善されないのであれば，初めから左側に関して排列位置を外側に寄せたり，義歯床の形態を調整したりするなどして，製作時から配慮する必要がある．

続いて，下顎の右側偏位が生じているのか，それとも単なる咬合採得のミスによるものなのかについて，よく検討が必要である．もし仮に実際に下顎の偏位が生じているとすれば，人工歯の排列本数や位置に関してもう少し検討しても良いかもしれない．たとえば，左側において下顎義歯の安定を優先するのであれば，小臼歯1歯を排列せずに前方へ寄せておくという工夫も考えられる．

下顎義歯の破折しやすさへの配慮も必要である．オーバーデンチャーのケースでは残根周囲の義歯床が薄くなるために同部の強度が低下する．そのため，根面板周囲を被覆する形で補強構造を埋入することで剛性を向上させる必要がある．

また，根面板と床との接触についても調整が必要である．たしかに，根面板のメリットのなかには，義歯の支持になることや咬合時の感覚が得られることなどが含まれている．しかし本症例では，下顎前歯部での支持力はそこまで期待できないことや，今回のように同部が支点となって破折しやすくなるというデメリットを考えると，リリーフを行っておくほうが良いのではないだろうか．もちろん，調整は難しくなるが，機能時の力が加わって，沈下が生じたときにだけ接触するように調整しておくことが最も理想的であろう．

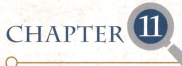

上下顎のサイズに差が認められる症例

症例概要

患　者：70代の女性.
主　訴：大きな不満はないが，義歯の再製作を希望して来院.
現病歴：現病歴：現義歯は製作後5年ほど使っている．上下とも製作当初から義歯は外れやすいが，「入れ歯だからそんなものか」と諦めていた（図1〜8）．

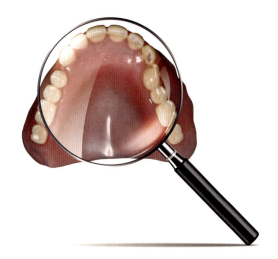

Memo

Check Details

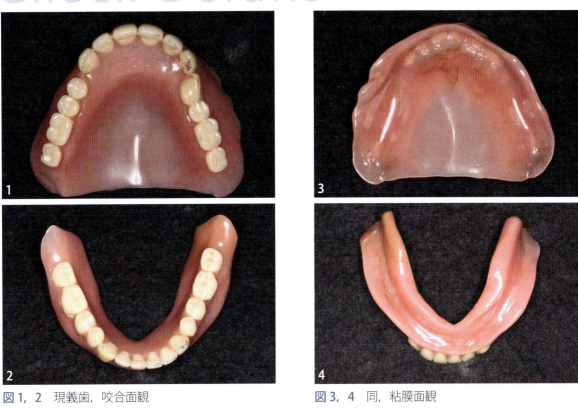

図1, 2　現義歯, 咬合面観

図3, 4　同, 粘膜面観

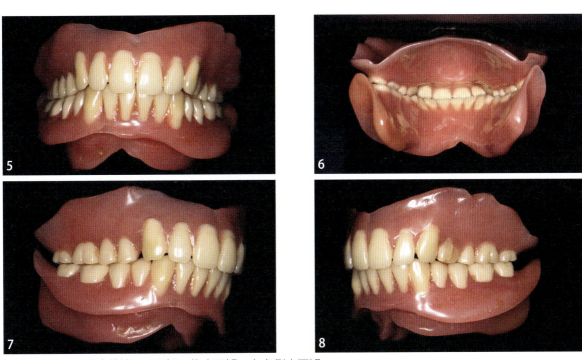

図5〜8　同, 咬合状態の正面観, 後方面観, 左右側方面観

CHAPTER 11

 現義歯分析：読み解ける"キー"

　今回は現義歯の分析に必要と考えられる写真はおおむね揃っているが，どのような情報を得ることができただろうか？　では，図9〜11を見ながら，得られた情報を整理してみたい．

　上顎義歯を見ると，上顎左側第一小臼歯頬側にレジンが添加されており（図9の①），これは臼歯部の排列位置に左右差が大きい（図9の②）ことに起因しているであろうことは容易に想像がつく．粘膜面側からのトレースによる推測歯槽頂ラインを見ると，人工歯の排列はおおむね歯槽頂上に排列されている（図9の③）．ただし，床の外形ラインから予想される正中ラインと直交する水平ラインを見ると，臼歯部排列位置は上顎に比べて下顎において左右差が認められる．正中も左側に偏位していることから，人工歯列が全体として左側に回転しているような状態である（図9の④，⑤）．

　続いて，粘膜面を見ていきたい．上顎前歯部の床はかなり薄く，また人工歯もうっすら

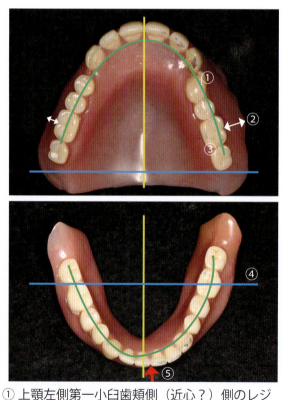

① 上顎左側第一小臼歯頬側（近心？）側のレジン添加
② 左右臼歯部排列位置と床縁との距離の差
③ 臼歯部はおおむね歯槽頂上に排列されている
④ 下顎臼歯部排列位置の左右差
⑤ 下顎前歯正中が解剖学的正中より左側に寄っている可能性
⑥ 上顎左側前歯部で特に床縁が薄い
⑦ 右側に比べて左側の床縁が長く，厚い
⑧ レトロモラーパッドはおおむね被覆できている

図9　現義歯の咬合面観および粘膜面観から得られる情報

と透けて見える（図9の⑥）．上顎の頰側床縁は左右差が大きいように見える（図9の⑦）．下顎の床縁は比較的広い面積が確保されており，レトロモラーパッドも被覆されているようである（図9の⑧）．

義歯を咬合させた状態で正面から見ると，上下顎義歯の人工歯の正中はほぼ一致している（図9の⑨）．上顎人工歯が非常に長く見えるが，それは頰側のレジンが薄く歯根部が透けて見えているためだと考えられる．上顎前歯歯頸部の床はかなり薄く（図10の⑩），両側で犬歯-第一小臼歯の排列位置に大きなギャップがある（図10の⑪）．また，上唇小帯と上顎人工歯の正中は大きくずれていないものの（図10の⑫），上唇小帯と舌小帯はずれが大きい．舌小帯と比較すると，下顎前歯正中は左側に寄っている（図10の⑬）．

続いて，咬合させた状態の左右側面を見てみよう．上顎の前歯の歯軸が若干内側へ傾斜している（図10の⑭）．上下顎義歯の後縁のラインはほぼ一致している（図10の⑮）．その他にも，下顎の舌側床縁は十分な長さを有していることや（図10の⑯），上顎結節部の床縁が明らかに短くなっていることから，結節をすべて被覆できていない様子がわかる（図10の⑰）．

最後に後方から見てみたい．下顎義歯舌側後縁が非常に分厚いことが気になるが（図11の⑱），人工歯の嵌合状態や後縁部に左右差は少ない（図11の⑲）．

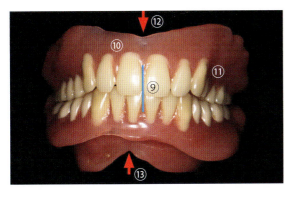

⑨ 上下顎義歯の人工歯正中はおおむね一致している
⑩ 上顎前歯歯頸部の床はかなり薄い
⑪ 犬歯-第一小臼歯の排列位置に大きなギャップがある
⑫ 上唇小帯と上顎前歯正中の位置には大きな差がない
⑬ 舌小帯と比較して下顎前歯正中は左側に寄っている

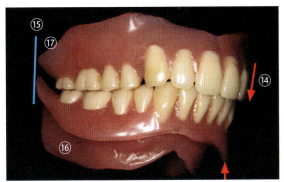 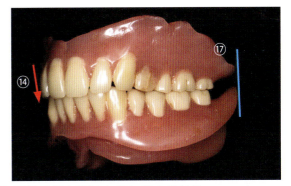

⑭ 上顎前歯歯軸が内側に傾斜している
⑮ 上下顎で後縁の位置はおおむね一致している
⑯ 下顎舌側床縁は十分な長さがある
⑰ 上顎結節をすべて覆えていない可能性

図10　同，咬合状態の正面観および左右側方面観から得られる情報

CHAPTER 11

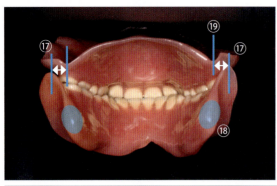

⑱ 下顎舌側後縁が分厚い
⑲ 上下義歯後縁部の左右差は少ない

図11　同，咬合状態の後方面観から得られる情報

現義歯の解釈：得られる"手がかり"

前述のような分析結果はどのように解釈することができるだろうか．いくつかのポイントに分けて解説していきたい（図12）．

1．下顎の右側偏位

前述したように，人工歯の正中が左側に寄っていること，舌小帯が上唇小帯に比べて大きく右側に寄っていることなどから，下顎が右側に偏位していることが疑われる．

仮に咬合採得の単純なミスで右側に寄った状態で咬合採得されているとすると，5年間もの使用は困難であると考えられることや，人工歯の咬耗に左右差が生じていると考えられるため，本症例では下顎自体が若干右側へ偏位していることが疑われる．

2．上顎に比べて下顎が小さい可能性

本症例において特徴的なのは，上顎前歯の外観ではないだろうか．まず唇側の義歯床が非常に薄いことや歯軸が傾斜していることから，リップサポートをできるだけ減らそうとした意図が感じられる．ただし，下顎前歯の傾斜は比較的平均的であることからⅡ級の顎間関係が疑われる．だが，それを否定する情報として，後縁の位置が上下顎で一致していることや上下顎の人工歯と床全体のバランスを見ると，上顎は犬歯‐第一小臼歯間が空いており，平均的な排列位置であるが，下顎はレトロモラーパッド直前まで排列されている．

以上の点より，Ⅱ級傾向の顎間関係というよりは，上下の顎の大きさの違い，特に下顎の前後径が上顎に比べて小さいことが考えられる．あるいは上顎側が大きく，そのために前歯部の床を全体に薄くしなければならなかったり，上顎結節を被覆できなかったりしたという可能性もある．

3．上下顎義歯の維持が不足している可能性

患者の問診からも考えられるように，上下顎義歯ともに維持力に対して満足が得られて

本症例における現義歯の解釈は……

① 下顎の右側偏位
② 上顎に比べて下顎が小さい可能性
③ 上下顎義歯の維持が不足している可能性

である

図12　本症例の現義歯から得られる，新義歯への手がかり

いなかったようである．もちろん，経年的な顎堤の吸収があったことは考えられるが，それ以前に現義歯だけを見て気がつく点がいくつかある．

まず上顎であるが，前述のように上顎結節の被覆が甘く，同部の辺縁封鎖が崩れやすいこと，頰小帯部の左右差が大きいことから，右側の辺縁が短く辺縁封鎖が足りない，あるいは左側の頰小帯部の辺縁が長く，大開口時には押されて義歯の脱離に繋がっている可能性もある．

さらに，下顎では術者が維持を得ようとしてレトロモラーパッドを被覆したり，舌側床縁を延長したりしようとした努力を感じることができる．レトロモラーパッドの被覆や舌側床縁の適度な延長はもちろん，下顎義歯の辺縁封鎖に重要であるが，本症例で気になるのは舌側後縁の厚みである．同部が厚すぎると舌後方側面と下顎舌側粘膜に距離が生じるため，同部の辺縁封鎖が難しくなる．そのために十分な下顎の維持が得られていなかった可能性が考えられる．

新義歯のプランニング

本症例において，新義歯を製作する際のポイントを以下に挙げていきたい．

まず，下顎が右側へ偏位しているかどうかについて今一度精査が必要なことを覚えておきたい．続いて，実際に偏位が見られるのであれば，人工歯の最適な排列位置を模索する重要性が生じるが，現義歯も比較的歯槽頂上に排列できているので，大きく変える必要はないかもしれない．ただし，人工歯列の正中と顔面との正中に関しては注意が必要である．

下顎が上顎に比べて小さいという問題点もあるが，下顎義歯の機能時の安定を考えた場合には，レトロモラーパッド直前まで排列することはなるべく避けたい．そのため，人工歯を小さなサイズのものに変更する，あるいは臼歯部隣接面をトリミングするなど有効な支持域上に排列できるように工夫するほうが良いだろう．

他にも，維持力を向上させるため，上顎結節はできるだけ被覆できるようにし，頰側小帯部の丁寧な辺縁形成を心がけたい．下顎では長さにはさほど問題がないと考えられるが，後縁部の厚みは可能な限り薄く仕上げるほうが，維持にとって有効だと考えられる．

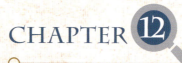

CHAPTER 12
現義歯と旧義歯の二つを使用している症例

症例概要

患　者：70代の女性．
主　訴：義歯新製．
現病歴：現義歯は製作後半年ほど使用している．一つ前の義歯（旧義歯）は6～7年前に製作し，とても良かった．最近になって徐々に義歯が動きやすくなって噛み切りにくくなったように感じたので，現義歯を同じ歯科医院で製作した．しかし，新しい義歯で食事をすると，噛んだものが上の義歯の周りに溜まって非常に不快に感じ，担当医に伝えたが，「同じように作ったはずなので，慣れれば大丈夫」と言われ，取り合ってもらえなかった（図1～14）．

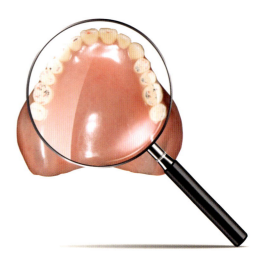

Memo

Check Details

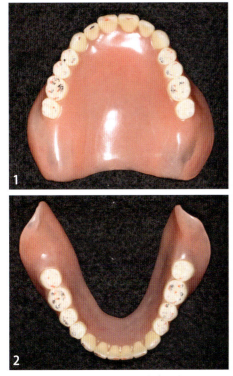
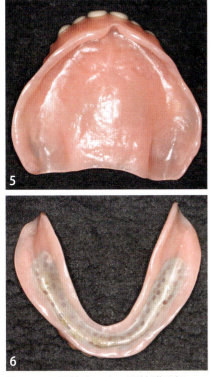

図1, 2 現義歯, 上下顎咬合面観

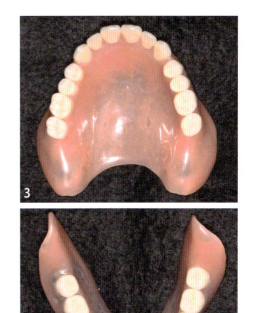

図3, 4 旧義歯, 上下顎咬合面観

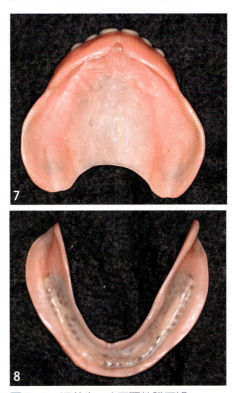

図5, 6 現義歯, 上下顎粘膜面観

図7, 8 旧義歯, 上下顎粘膜面観

Check Details

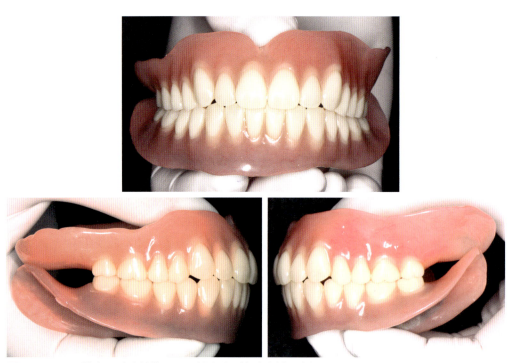

図9～11　現義歯，咬合状態の正面観および左右側方面観

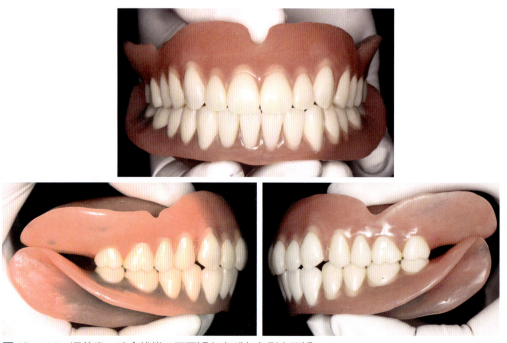

図12～14　旧義歯，咬合状態の正面観および左右側方面観

Memo

CHAPTER 12

現義歯分析：読み解ける"キー"

　今回はこれまでとは異なり，現在使用している現義歯と以前使用していた旧義歯を見比べることで，主訴がなぜ生じたかを考えていただきたい．それでは，両義歯の相違点や共通点を整理してみたい．

　まず咬合面から見ると，上顎に関しては現・旧義歯ともに人工歯が若干前方に排列されているように見える．特に臼歯部では旧義歯の犬歯 - 第一小臼歯間に隙間が空いていたが現義歯には見られないことなど（図15の①），現義歯では臼歯部の後端がさらに前方に位置しているようである（図15の②）．上顎義歯の後縁はそのラインが大きく異なっており，旧義歯は一般的な後縁のラインよりも短いように見える（図15の③）．下顎義歯を見てみると，おおむね似たような外形ラインであるといえるが，右側の後縁部に関しては，旧義歯のほうが後顎舌骨筋窩に至るまで延長されているように見える（図15の④）．

　続いて粘膜面を見ていきたい．上下顎ともに義歯の外形は現・旧義歯とも比較的良好なように見える．上顎の正中の位置は現・旧義歯で若干異なっている（図16の⑤）．上顎の粘膜面にはいくつか小さな気泡が認められるが，おそらく直接リラインが施されたためだと考えられる（図16の⑥）．下顎を見てみると，辺縁の長さや厚みも比較的よく似てい

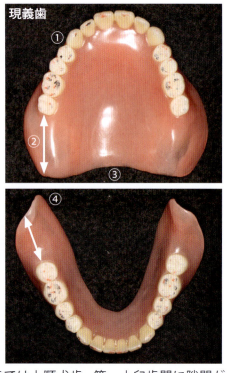
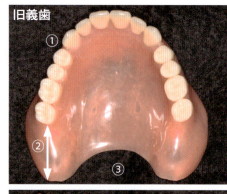
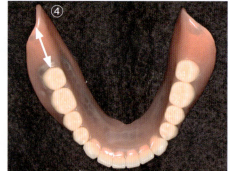

① 現義歯では上顎犬歯 - 第一小臼歯間に隙間が見られない
② 現義歯のほうが，臼歯部が若干前方に排列さ
れている
③ 後縁の位置が大きく異なっている
④ 後縁の長さが若干異なっている

図15　咬合面観から得られる情報

る（図16の⑦）．特徴的なのが補強構造であり，顎堤全体をカバーするような広い面積の補強構造が埋入されている（図16の⑧）．

　義歯を咬合させて正面から見た状態を比べてみると，まず大きく異なっているのが，義歯床縁に対する前歯の垂直的位置ではないだろうか．新義歯は上下顎義歯の床縁のちょうど中間ぐらいに位置しているが，旧義歯では随分下方に位置している（図17の⑨）．人工歯の正中は現義歯のほうが左側に寄っていることがわかる（図17の⑩）．人工歯の大きさも旧義歯のほうが大きいように見える（図17の⑪）．

　咬合させて側方から見てみると，まず気になるのは頰小帯部の形態が異なっている点である（図18の⑫）．旧義歯では大きく避けられているが，現義歯ではあまり避けていない形態となっている．現・旧義歯の咬合平面を見てみると，どちらもレトロモラーパッドの下縁付近を通っているが，旧義歯の咬合平面は現義歯よりも前下方へ傾斜している（図18の⑬，⑭）．

　最後に，新旧義歯を重ね合わせた画像を見てみたい．単純に画像を見比べているよりもはっきりと，人工歯の排列位置の違いやリップサポートの違いがわかる．やはり現義歯は旧義歯よりも排列位置が内側になっているようである（図19の⑮，⑯）．

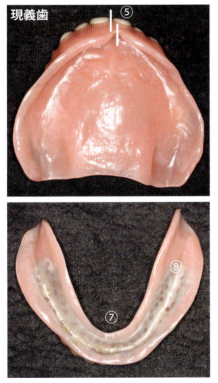
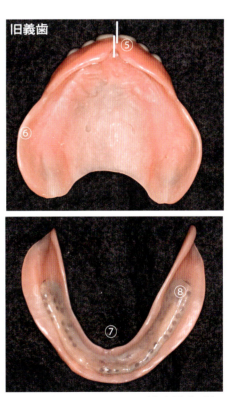

⑤ 人工歯正中の位置が異なっている
⑥ 旧義歯はリラインが行われている
⑦ 床縁の形態や厚みはおおむね似ている
⑧ 現・旧義歯ともに下顎に補強構造が埋入されている

図16　粘膜面観から得られる情報

Let's Analyse

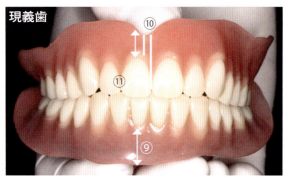
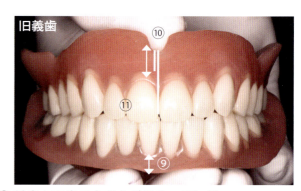

⑨ 前歯の垂直的位置が異なっている
⑩ 現義歯は上唇小帯に比べて前歯正中が左側に寄っている

⑪ 前歯人工歯の大きさが異なっている（旧義歯のほうが大きい）

図17 咬合状態の正面観から得られる情報

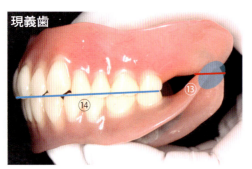

⑫ 頰小帯部の義歯床縁形態が異なっている
⑬ 現・旧義歯ともレトロモラーパッドの位置に比べて咬合平面の位置が低い
⑭ 咬合平面の角度が異なっている

図18 咬合状態の側方面観から得られる情報

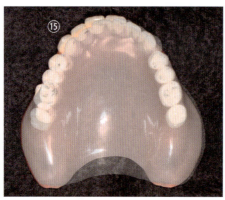
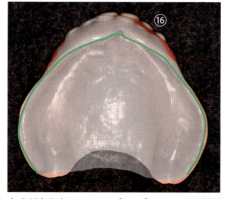

⑮ 現義歯は右側前歯部〜臼歯部にかけて舌側に位置している

⑯ 右側前歯部のリップサポートは旧義歯のほうが大きい

図19 上顎の現，旧義歯の重ね合わせ画像から得られる情報

現義歯の解釈：得られる"手がかり"

　前述のような分析結果から，まずは主訴の原因を考察してみたい．一般的に義歯周囲へ食片が滞留する原因としては「食片が流入しやすくなる原因」と「入った食片が排除できない原因」の二つに分けられると考えられる（表）．

　では，本症例においてはどうだろうか？　まず，旧義歯では食片の滞留は訴えていないことから，口唇や頬の運動能力の低下や義歯床形態，床縁の長さにはさほど問題がないと考えられる．ということは，食片が流入しやすいことが問題といえるが，現義歯と旧義歯の違いで明らかなのは唇頬側の豊隆である．特に重ね合わせ画像からわかるように，現義歯の右側人工歯は前歯から臼歯にかけて舌側に排列されている．それに伴ってリップサポートも特に右側で旧義歯よりも減少していると考えられる．おそらくこれが一つの大きな理由であることは疑いないだろう．ただ，本当にそれだけだろうか？

　実は，本症例ではもう一つ気になる点がある．それは，前歯の垂直的位置とそれに伴う咬合平面の傾斜である．当然，義歯を装着した状態での検査は必要であるものの，義歯の写真から得られる情報から判断すると，現義歯の前歯の垂直的位置や咬合平面には大きな問題はなさそうである．しかし，旧義歯と比較すると前歯の位置はかなり異なっている．特に患者は上顎の義歯に症状を訴えていることもポイントである．つまり，上顎の前歯が現義歯において随分上方に位置したために，食片が流入しやすくなった可能性が考えられる（図16）．

表　食片が滞留する原因

食片が流入しやすい	食片が排除できない
・唇頬側の豊隆の不足	・口唇や頬の運動能力低下
・義歯の動揺が大きい	・唇頬側の床形態の不良
・人工歯の排列位置不良	・床縁の長さの不良

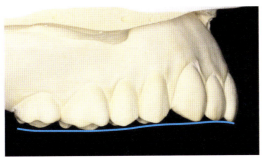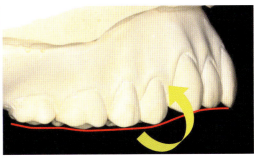

図20　前歯の位置が大きく変わると咀嚼中に食片が流入する可能性がある

新義歯のプランニング

　本症例において，新義歯を製作する際のポイントを以下に挙げていきたい．

　まず，主訴に対しては，リップサポートを旧義歯に合わせて回復させることと，人工歯の排列位置も旧義歯に近づける位置にするほうが良いと考えられる．

　その他の注意すべきポイントとしては，咬合高径と臼歯部人工歯排列が挙げられる．

　咬合高径に関しては前述のように，咬合平面の位置から推測すると，現・旧義歯ともに若干低い可能性がある．無論，長期間の使用によって患者自身が適応していると考えられるため，大きく挙上する必要はないかもしれないが，今一度，顔貌所見や安静空隙を確認して，再考すべきであろう．

　また，人工歯の排列位置であるが，咬合面観の写真からわかるように，床から推測される顎堤のバランスから考えると，人工歯は前方に位置しているように見える．つまり，もう少し後方に臼歯部咬合接触を付与しても，有効な咀嚼域として活用できる可能性が考えられる．その際，下顎にはさほど余裕はないように見えるが，前述のように咬合高径を少し挙上することになれば，再度臼歯部の人工歯排列や歯数，大きさなどを検討する必要があるだろう．

　ここで強調しておきたいのは，どのような症例であっても，ルーチンで標準的な大きさの人工歯を単純に第二大臼歯まで排列するのではなく，決定した顎間関係において，咀嚼機能を可能な限り回復するために，臼歯部の大きさや人工歯の数を再検討する手間を惜しむべきではないということである．

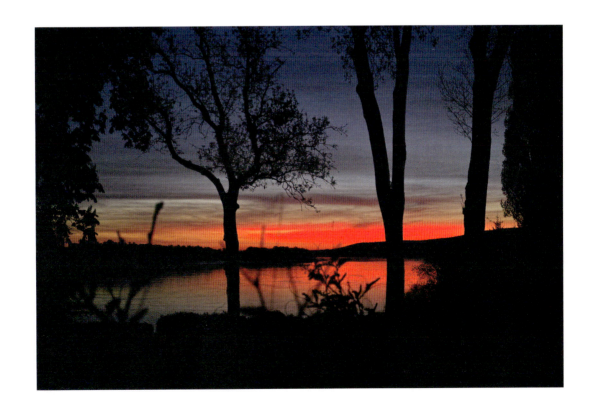

Seine River, Haute-Normandie (France)

EXTRA 1

現義歯の撮影について
~撮影すべき写真と撮影のポイント~

① 咬合面，② 粘膜面

咬合平面に対してできる限り垂直に撮影する（図1）．そのために，咬合面を机上（水平面）に設置すると良い．ただし，レトロモラーパッド部や口蓋部が接触する場合には図2～5のようにユーティリティワックス等で調整する．

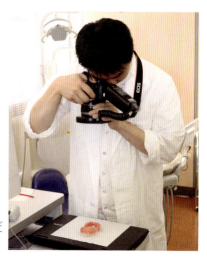

図1 粘膜面，咬合面の撮影は咬合平面に対してできるだけ垂直になるように行う

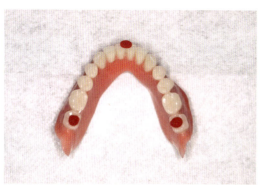
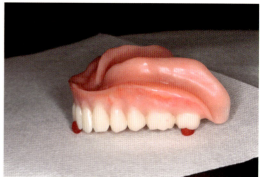

図2，3 レトロモラーパッド部が接触する際は，咬合面にユーティリティワックスを置き，床と咬合平面が平行になるように工夫する

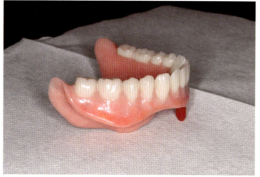
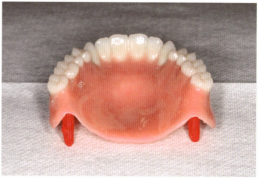

図4，5 咬合面側の撮影の際にも，粘膜面にユーティリティワックスを置くことで，できるだけ咬合平面が床と平行になるようにする

③ 咬合状態＿正面観，④ 咬合状態＿後方面観

　片手で義歯を咬合させ，咬合平面に対して平行に撮影する（図6, 7）．安定が悪い場合には舌側もしくは唇側からユーティリティワックスで固定する．

 ⑤ 咬合状態＿左側方面観，⑥ 咬合状態＿右側方面観

　片手で義歯を咬合させ，咬合平面に対し平行にかつ正中線に対し垂直な方向（真横）から撮影する（図6, 7）．

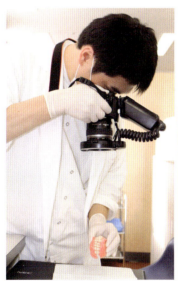 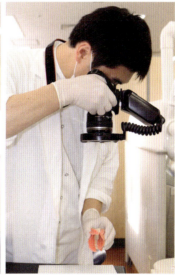

図6, 7　咬合状態での撮影は，咬合平面に対してできるだけ平行になるように撮影する

　なお，iPhone等のスマートフォンのカメラでも現義歯の撮影は十分できる．ただし，近接して撮影すると歪みが大きくなるので，被写体の義歯から少し離して，ズームして撮影するほうが良い（図8, 9）．

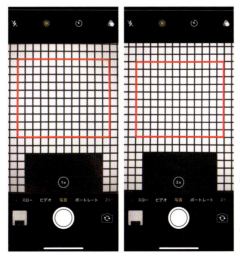

図8, 9　現義歯の撮影にはiPhoneでも十分だが，少しでも歪みを少なくするために，倍率を2倍にして撮影するほうが良い．画面の四隅を左右で見比べると，右（倍率2倍）に比べると，左（倍率1倍）の方眼が歪んでいるのがわかる

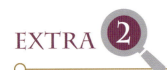

現義歯の何を見ているのか
～現義歯の見るべきポイント～

　標題に関して本書で挙げたチェックポイントをすべてまとめると，91ページに示すように30を超えるポイントとなる（図）．ただし，これがすべてとは限らない．何かしら各症例に特徴的な所見があれば，それを把握して，なぜそうなったのか（そうされたのか）を考察するべきである．

　また，これらの項目について，記入用紙を作成して，全症例記入するのが理想的ではあるが，忙しい診療時間の間ではなかなか難しく，現実的とは言えない．だからこそ，写真を撮影しておいて，診療後にじっくりと検討することをお勧めしたいが，少なくとも何症例かは，このチェックポイントを確認しながら検討することによって，そのうち見なければならない点が自然と目につくようになるのではないだろうか．

咬合面
① 臼歯部人工歯と頰側床縁の距離
② 前歯部と臼歯部のアーチの連続性
③ パウンドラインと臼歯部人工歯排列位置
④ 臼歯遠心と義歯後縁との距離（左右差）
⑤ 人工歯の状態（咬耗，切削部位等）
⑥ 人工歯の色調や形態（上下・前臼の比較）
⑦ 床破折，人工歯脱離等の修理痕
⑧ 義歯床の変色や着色

粘膜面
⑨ 汚れ，変色（裏装材，粘膜調整材の劣化など）
⑩ 顎堤頂のアーチ
⑪ 顎堤部の形態の幅，高さ，左右差
⑫ 義歯後縁と正中線，顎堤頂アーチとの関係
⑬ 床縁の厚みとその対称性
⑭ 補強構造の有無や走行

咬合面と粘膜面を合わせて
⑮ 顎堤頂と人工歯の位置関係

正面観
⑯ 上下正中のずれ（人工歯同士，小帯と人工歯）

⑰ 上下床縁と咬合平面の関係
⑱ 開咬，臼歯反対咬合等，人工歯の被蓋関係，その左右差等の咬合関係
⑲ 人工歯の高径
⑳ 小帯のリリーフ量

後方面観
㉑ 翼突下顎ヒダと下顎義歯後縁との関係と左右差
㉒ 前歯部オーバーバイト
㉓ 上顎舌側咬頭の咬合
㉔ 上顎床縁，上顎結節後縁，口蓋部の平面，咬合平面等の各平面の関係
㉕ 下顎舌側床縁の長さ，厚み

側方面観
㉖ 上下義歯後縁の位置関係，左右差
㉗ レトロモラーパッドの被覆程度
㉘ 臼歯部の咬耗量の程度
㉙ レトロモラーパッドと上顎結節との距離
㉚ 咬合平面とレトロモラーパッドの関係
㉛ 上下前歯部床縁間の距離
㉜ 上下床縁（顎堤）の平行性，また咬合平面との関係

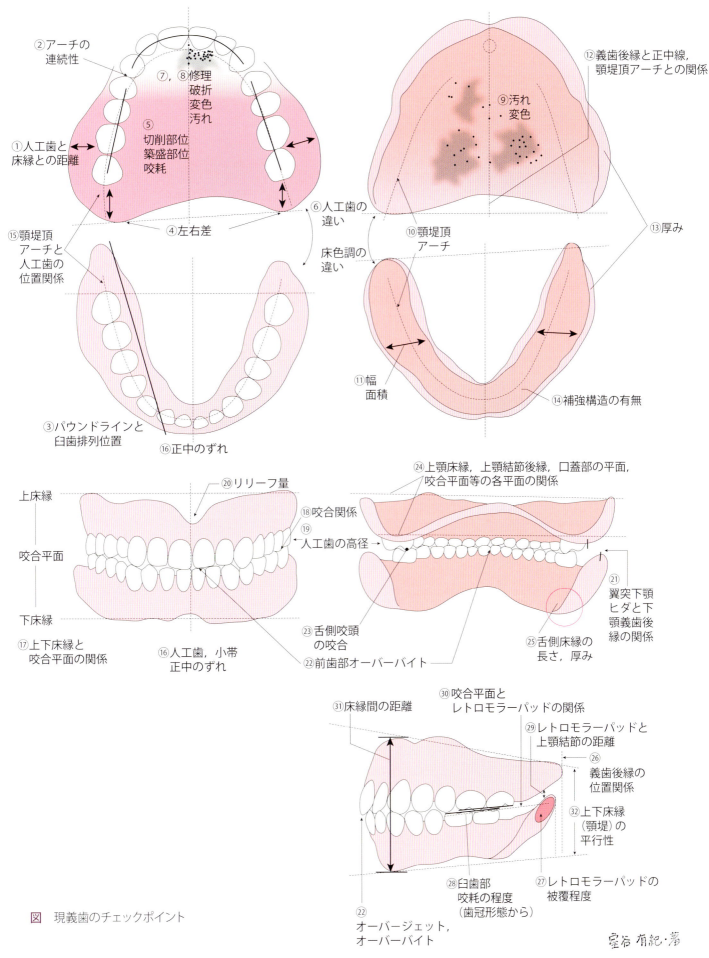

図　現義歯のチェックポイント

EXTRA 3

新義歯へのヒントを
ラボサイドと共有するために
～現義歯を印象採得しておくことの意義～

本書では，現義歯の写真からさまざまな情報を得るヒントを紹介してきたが，実際に新義歯を製作するにあたり，さらに役立つTipsを一つ紹介したい．それは，「現義歯を印象採得し，それを歯科技工士へ渡すこと」である．もうすでに実践している読者も多いかもしれないが，今一度その手順と，どのように役立てるかについて解説しておきたい．

現義歯の印象採得の手順

① トレーの選択

トレーはできるだけフレームが長く，大きめのものを選択する（網トレーであればAサイズ等．図1）．

② アルジネート印象材の練和，築盛

アルジネート印象材の量は通常よりも多めにする．カップ3杯分が目安．できれば冷水を用いて作業時間を延長しておくほうが良い．印象材をトレーへ多めに盛り上げる（図2）．

③ 人工歯周囲への塗りつけ

少量の印象材を，人工歯周囲や口蓋部に手指で塗りつけておく（図3）．

④ 義歯の圧接と整形

義歯をしっかりと深めに圧接し，溢れ出た印象材を側方から押しつけて整形し，床縁を越え，義歯を取り囲むように形態を整える（流水下，あるいは指を濡らした状態で行うほうが良い．図4～6）．

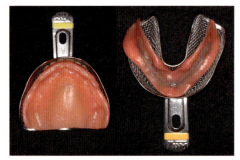

図1　トレーは大きめのサイズを選択する

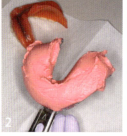
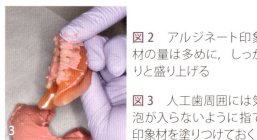

図2　アルジネート印象材の量は多めに，しっかりと盛り上げる

図3　人工歯周囲には気泡が入らないように指で印象材を塗りつけておく

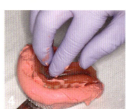
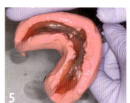

図4，5　深く圧接し，床縁を越えるところまで印象材を整形する

歯科技工士と共有できる情報

同印象から得られた模型（図7）を歯科技工士に渡すと，以下のようなさまざまな情報を歯科技工士と共有できる（図8〜12）．

① 人工歯の大きさと形態　　⑦ 人工歯のアーチ
② 正中の位置　　　　　　　⑧ 排列位置
③ 前歯部平面　　　　　　　⑨ 舌側・口蓋部の形態
④ 研磨面形態　　　　　　　⑩ 咬合関係
⑤ 床縁の形態と長さ　　　　⑪ おおよその咬合高径
⑥ 咬合平面　　　　　　　　⑫ 床縁から前歯切縁までの距離

これらの情報は，現義歯から読み解いた新義歯へのヒントを具体化するうえで非常に役立つことは間違いないため，必ず行っておくべき事項である．

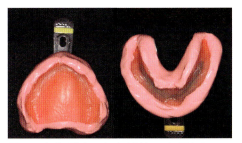

図6　印象が完了した状態．床縁をしっかりと越えて採得されているのがわかる

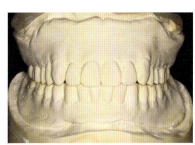

図7　完成した現義歯の模型

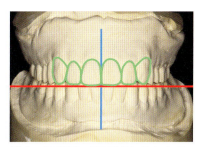

図8　同模型の正面観からわかる情報．人工歯の大きさ，形態，正中の位置，前歯部平面，研磨面形態

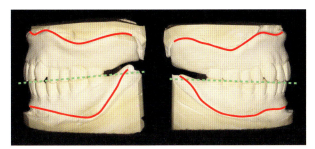

図9　同模型の側方面観からわかる情報．床縁の形態，長さ，咬合平面

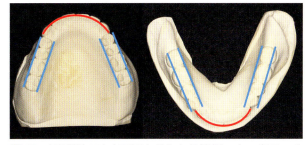

図10　同模型の咬合面観からわかる情報．人工歯アーチ，排列位置

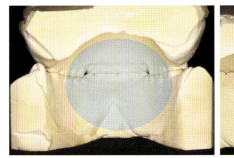

図11　同模型の後方面観からわかる情報．舌側・口蓋部の形態，咬合関係

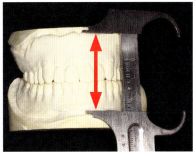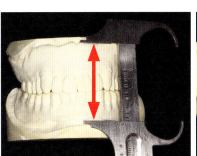

図12　同模型の咬合状態からわかる情報．おおよその咬合高径，床縁から前歯切縁までの位置

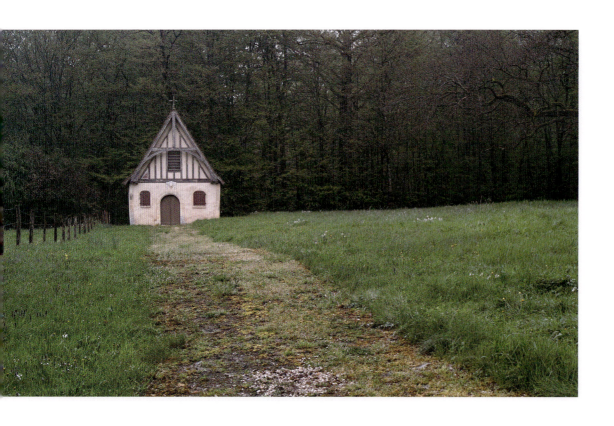

Fontainebleau Forest (France)

結

　本書は，新義歯を製作する際に，患者が使用している現義歯から得られる情報をどのように活かすかをテーマとして，月刊『歯界展望』において一年間にわたり連載した内容をまとめたものである．

　本書を通じて，総義歯という補綴装置は，その他の補綴装置に比べて，装着後に装置自体がもつ情報量が格段に多いということに気付いていただけただろうか．

　すなわち，義歯の粘膜面を見ればおおよその顎堤の吸収状態や形態などの特徴を，咬合させた状態を見ればおおよその顎間関係を把握することすら可能となる．言い換えれば，義歯は口腔内の陰型，印象ともいえる側面がある．

　さらに，患者は現義歯に何らかの不具合を感じ，それを元に主訴が生じているのだから，現義歯にその原因となる情報がほぼすべて含まれているといっても過言ではない．つまり，現義歯からさまざまな情報を深く収集して吟味することは，義歯治療を成功させるために必要不可欠なステップだといえる．ただし，本書ではあくまでも "義歯のみを見て想像している" という範疇にすぎないため，確定診断には口腔内での適切な検査が必要であることも覚えておいてほしい．

　本書をご覧になられた読者諸兄が，現義歯から得たさまざまな情報を活かして，少しでも良い義歯を患者へ提供できることを祈りたい．そのことに資することができていれば，執筆者として望外の喜びである．

　なお，本書に掲載した症例の多くは，大阪大学の医局在籍中に，筆者の診療グループの後輩たちが提供してくれたものである．というのは，自分自身で診療を行った症例では，これまでの経緯や何が問題だったのかなど，答えがわかった状態での解説になると考えたためである．

　最後になったが，同症例を提供してくれたり，細やかな校正アドバイスをくれたりした診療グループの後輩：榎木香織先生，猪俣千里先生，武下　肇先生，三原佑介先生，八田昂大先生，福武元良先生，佐藤仁美先生，河野　瞳先生，萩野弘将先生，また現義歯の見るべきポイントを上手なイラストでまとめてくれた室谷有紀先生，上記連載と書籍化に関わっていただいた担当の上田氏をはじめとした医歯薬出版の方々に，深く感謝したい．

現義歯から読み解く新義歯への手がかり

ISBN978-4-263-46149-5

2019年6月20日　第1版第1刷発行

著　者　松　田　謙　一

発行者　白　石　泰　夫

発行所　医歯薬出版株式会社

〒113-8612 東京都文京区本駒込 1-7-10
TEL. (03)5395-7634(編集)・7630(販売)
FAX. (03)5395-7639(編集)・7633(販売)
https://www.ishiyaku.co.jp/
郵便振替番号　00190-5-13816

乱丁, 落丁の際はお取り替えいたします　　印刷・三報社印刷／製本・榎本製本
Ⓒ Ishiyaku Publishers, Inc., 2019. Printed in Japan

本書の複製権・翻訳権・翻案権・上映権・譲渡権・貸与権・公衆送信権（送信可能化権を含む）・口述権は, 医歯薬出版(株)が保有します.

本書を無断で複製する行為（コピー, スキャン, デジタルデータ化など）は,「私的使用のための複製」などの著作権法上の限られた例外を除き禁じられています. また私的使用に該当する場合であっても, 請負業者等の第三者に依頼し上記の行為を行うことは違法となります.

JCOPY ＜出版者著作権管理機構 委託出版物＞

本書をコピーやスキャン等により複製される場合は, そのつど事前に出版者著作権管理機構（電話　03-5244-5088, FAX 03-5244-5089, e-mail：info@jcopy.or.jp）の許諾を得てください.